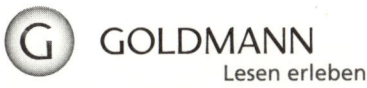

GOLDMANN
Lesen erleben

Buch

Der Schlüssel zu Fitness, Gesundheit und einer schlanken Figur liegt für Frauen in der Paleo-Ernährung. Autorin Esther Blum hat ein ausgewogenes Ernährungskonzept ausgearbeitet, welches perfekt auf die weiblichen Bedürfnisse zugeschnitten ist: Es lässt sich gut im Alltag umsetzen, macht satt und zufrieden, sorgt für einen ausgeglichenen Hormonhaushalt und entlastet unseren Körper von Giftstoffen. Die Umsetzung erfolgt in drei Phasen: In der Detox-Phase wird der Stoffwechsel von den aus übermäßigem Zucker- und Kohlenhydratkonsum resultierenden Rückständen entgiftet. In der Reset-Phase werden natürliche Kohlenhydrate langsam wieder zugeführt, so ist man mit genügend Energie versorgt. In der Paleo-Phase bleibt man, auch mithilfe der vielen köstlichen Rezepte in diesem Buch, dauerhaft gesund, fit und schlank.

Autorin

Esther Blum ist Ernährungs- und Gesundheitsexpertin und als solche häufig im amerikanischen Fernsehen und Radio. Außerdem schreibt sie für verschiedene Zeitschriften oder Magazine wie das *Time*. Sie lebt in Connecticut, wo sie ihre eigene Privatpraxis führt.

ESTHER BLUM

PALEO POWER

für Frauen

Gesund, schnell und dauerhaft abnehmen

Aus dem Amerikanischen
von Imke Brodersen

GOLDMANN

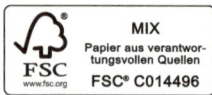

Verlagsgruppe Random House FSC® N001967
Das für dieses Buch verwendete FSC®-zertifizierte Papier
Classic 95 liefert Stora Enso, Finnland.

Dieses Buch ist auch als E-Book erhältlich.

1. Auflage
Deutsche Erstausgabe September 2015
Wilhelm Goldmann Verlag, München,
in der Verlagsgruppe Random House GmbH
© 2015 der deutschsprachigen Ausgabe
Wilhelm Goldmann Verlag, München,
in der Verlagsgruppe Random House GmbH
© 2013 Esther Blum
Originalverlag: Gallery Books,
A Division of Simon & Schuster, Inc.
Originaltitel: Cavewomen Don't Get Fat
Umschlaggestaltung: Uno Werbeagentur, München
Umschlagillustration: Jamie Watson / StockFood
Redaktion: Carmen Dollhäubl
Satz: Uhl + Massopust, Aalen
Druck und Bindung: GGP Media GmbH, Pößneck
AB · Herstellung: AM
Printed in Germany
ISBN 978-3-442-17522-2
www.goldmann-verlag.de

Besuchen Sie den Goldmann Verlag im Netz

Für meine Eltern, Florence und Larry,
in Liebe und Dankbarkeit
für eure lebenslange Unterstützung.

Inhalt

PALEO-REZEPTE

ANHANG

Vorwort

Wie andere Leserinnen bin auch ich eine viel beschäftigte Frau, die mit Familie und Beruf alle Hände voll zu tun hat. Bestimmte Aufgaben gebe ich daher an andere ab, um mich auf das Wesentliche zu konzentrieren. Was ich nicht delegiere, unter keinen Umständen, ist das Einkaufen von Lebensmitteln. Ich spaziere gern durch die Supermarktgänge und sehe mir die neuen Produkte an, mit denen uns die Lebensmittelhersteller beglücken. Mitunter bin ich davon beeindruckt, was es so alles gibt. Weit häufiger jedoch erschreckt es mich, in welchem Ausmaß man dem unbedarften Verbraucher mit Zusatzstoffen angereicherte Pseudolebensmittel und irgendwelches künstliches Gebräu anzudrehen versucht.

Mir ist klar, warum in Bezug auf Ernährung so große Verwirrung herrscht. Das ach so gesunde Vollkornbrot enthält nicht selten ungesunden Maissirup. Muffins mit Vitaminzusatz, Kekse mit extra Ballaststoffen oder Sojaeis mit Süße aus Agavendicksaft suggerieren, das man etwas Gesundes zu sich nimmt. In Wahrheit wird durch solche Angaben verschleiert, dass in diesen Produkten zu viele Kalorien bei zu wenig Nährwert stecken. Das gilt im Übrigen auch für glutenfreie Kekse und ähnliche Erzeugnisse!

Ich finde es wirklich beklagenswert, wie weit wir uns von gesunder, vollwertiger Ernährung entfernt haben. Deshalb war ich begeistert, als Esther Blum mir das Ernährungskonzept erläuterte, das ihrem Buch *Paleo-Power für Frauen* zugrunde liegt: Es geht um eine Rückbesinnung auf eine ursprüngliche Ernährung, die sich an den grundlegenden Bedürfnissen des Menschen orientiert. Endlich ein intelligenter, nachvollziehbarer und leicht umsetzbarer Ernährungsansatz, der dem gesunden Menschenverstand folgt – jenseits schnelllebiger Trends oder irgendwelcher Blitzdiäten.

Esther Blums Ernährungsphilosophie für Frauen basiert auf vollwertigen, naturbelassenen Produkten. Lebensmittel, von denen sich unsere Vorfahren vor Tausenden von Jahren ernährt haben, um fit, stark und gesund zu bleiben. Zur Zeit der Urmenschen war das eine überlebenswichtige Notwendigkeit, wollte man nicht als Mittagsimbiss des Säbelzahntigers enden.

Naturbelassene Lebensmittel machen vieles einfacher: Wir brauchen keine Packungsanweisungen zu beachten und keine kleingedruckten Inhaltsstoffe zu entschlüsseln. Brokkoli ist von Natur aus frei von Gluten, dem Klebereiweiß aus Weizen und bestimmten anderen Getreidesorten, und einem wilden Lachs werden keine chemischen Konservierungsmittel injiziert.

Auf der Basis ihres fundierten Fachwissens sowie jahrelanger Erfahrung mit Frauen, die von ihr lernten, wie man sich im Betondschungel Manhattans optimal ernährt, räumt Ester mit einigen der verqueren modernen Diätmythen auf.

Hand aufs Herz: Haben nicht auch Sie schon einmal diesen Irrsinn mitgemacht, die Kalorienzufuhr drastisch zu reduzieren, nur um nach sechs Wochen Hungerkur festzustellen, dass Sie nicht wie ein Fotomodell aussehen, sondern einfach nur hungrig, mies gelaunt und schlapp sind?

Esther weist uns einen intelligenteren und gesünderen Weg zur Fettverbrennung. Einen Weg, der uns hilft, unser Gewicht in den Griff zu bekommen und unser Wohlbefinden zu steigern, ohne Kalorien zu zählen oder uns den Spaß am Essen verderben zu lassen.

Der besondere Reiz von *Paleo-Power für Frauen* liegt darin, dass sich Esthers Ansatz nicht auf herkömmliche Diätratschläge beschränkt. Das Buch vermittelt uns auf der Grundlage topaktueller wissenschaftlicher Erkenntnisse, wie wir fit bleiben, phantastisch aussehen, für einen ausgewogenen Hormonhaushalt sorgen und unseren Körper entgiften können. So erklärt Ester beispielsweise, warum beliebte Detox- und Abführmittel häufig mehr Schaden als Nutzen bringen.

Ein wichtiger Aspekt ist natürlich Bewegung: In der Steinzeit gehörte Bewegung zum Alltag, doch heute finden wir angesichts immer länger werdender Aufgabenlisten häufig wenig Zeit für Sportverein, Gymnastikkurs oder Fitnessstudio. Esther zeigt uns, wie wir unseren Körper auch ohne stundenlanges Training in Form bringen.

Sind noch Wünsche offen? Weniger Stress? Besserer Schlaf? Wer will das nicht! Auch hierfür zeigt Esther hilfreiche Strategien auf.

Falls Sie jetzt befürchten, Sie müssten sich durch ein trockenes Fachbuch quälen, kann ich Sie beruhigen: Esther ist alles andere als eine Spielverderberin. Sie ist die Partyqueen unter den Ernährungsexperten und beherrscht das Kunststück, Wissenschaft witzig und sexy zu machen. Esther Blum zeigt uns, wie wir es uns gut gehen lassen können, ohne unsere persönlichen Ernährungsmaximen über Bord zu werfen und uns hinterher zu kasteien. Dieses Buch enthält sogar einen Abschnitt über die Vorzüge von Schokolade! Muss ich noch mehr sagen?

Beim Lesen hat man das Gefühl, mit einer witzigen und intelligenten Freundin bei einem Glas Wein zusammenzusitzen und ihr dabei zuzuhören, wie sie gängige Ernährungsmythen mit einem Fingerschnippen widerlegt. Bis wir verstanden haben, wie einfach alles ist und dass auch wir unbeschwert, schlank und voller Selbstvertrauen durchs Leben ziehen können. Dieses Buch am Ende zuzuschlagen fiel mir so schwer, wie mich vom Brunch mit meinen besten Freundinnen loszueisen!

J. J. Virgin, Autorin des *New York Times*-Bestsellers *The Virgin Diet*

Einleitung

Ich hasse das Wort *Diät*. Dafür gibt es viele gute Gründe, insbesondere aber den, dass bei mir keine Diät je auf Dauer etwas bewirkt hat. Ich habe keine Ahnung, wie »Diätnahrung« mit einem rundum glücklichen und ausgeglichenen Leben zu vereinbaren ist.

Kennen Sie das?

Viele Frauen, die mich um Rat bitten, denken genauso: Wenn wir das Wort *Diät* hören, fangen wir augenblicklich an, uns vor Scham zu winden – weil wir insgeheim längst wissen, dass wir uns wie verrückt abmühen und am Ende dennoch versagen werden. Es ist doch einfach so, dass uns die meisten Diäten in irgendeiner Form zur Unterwerfung zwingen wollen mit ihrem *Iss dies! Meide jenes!*, und damit untergraben sie das natürliche Selbstvertrauen jeder souveränen, gesunden, unabhängigen Frau.

Auch für mich gibt es nichts Unbefriedigenderes, als es allem früheren Scheitern zum Trotz doch noch einmal mit dieser oder jener Diät zu versuchen – nur, um schlussendlich festzustellen, dass wir die Pfunde, die wir (dank einer schier übermenschlichen und daher nicht dauerhaft durchzuhaltenden Willenskraft) mühevoll abgespeckt haben, in kürzester Zeit wieder auf unseren Hüften haben. Und garantiert kennen auch Sie den Effekt, dass sich zu den alten Pfunden gern gleich noch ein paar neue gesellen.

Daher ist es höchste Zeit, sich den Tatsachen zu stellen: Abnehmen auf die »traditionelle« Art funktioniert nun einmal nicht. Aber was sind die Alternativen? Müssen wir uns damit abfinden, dass wir zwei, fünf, zehn oder mehr Kilo Übergewicht mit uns herumschleppen, die uns davon abhalten, uns so begehrenswert und gesund zu fühlen, wie wir es verdienen? Oder geht es doch nicht anders, müssen wir abrupte Stimmungsschwankungen, den ständigen Heißhunger auf bestimmte Lebensmittel, unerträgliche PMS-Symptome oder Hitzewallungen, Konzentrationsprobleme und Energiemangel einfach hinnehmen? Beide Varianten sind nicht besonders verlockend.

Mein Gegenvorschlag: Wir verpassen allen Diätkonzepten einen kräftigen Tritt und ernähren uns endlich auf die Weise, auf die der menschliche Körper seit Urzeiten programmiert ist! Denn das ist das ganze Geheimnis. Ein Blick auf das Leben unserer Vorfahren gibt uns die Antworten auf unsere Fragen. Und dabei geht es mir nicht um die Zeit unserer Ururgroßeltern aus dem vorvorletzten Jahrhundert. Ich spreche von viel früheren Zeiten, weit vor Smartphone, Auto, Elektrizität und sogar Ackerbau. Der Schlüssel zur gesunden Ernährung liegt für uns Frauen in der Steinzeit.

Ich und viele andere Frauen haben die Erfahrung gemacht, dass wir auf Dauer schlank, stark, gesund und damit rundum anziehend bleiben, wenn wir uns beim Essen an unseren Vorfahren aus dem Paläolithikum orientieren. Und das gilt auch für Sie!

Die meisten Diäten scheitern aus einem ziemlich überraschenden Grund: Es liegt nicht an ihrer Einseitigkeit, auch wenn sie natürlich einseitig sind, was niemals gut sein kann – am allerwenigsten für jemanden wie mich. Ich lege viel Wert auf meine persönliche Freiheit und ausreichende Entscheidungsspielräume und kann es nur schwer akzeptieren, wenn mir etwas vorenthalten wird. Der wahre Grund für die Nutzlosigkeit von Diäten ist, dass sie unseren Stoffwechsel sabotieren, weil sie auf einer (meist kalorien- und proteinarmen) Ernährung beruhen, die komplett daran vorbeigeht, was unser Körper braucht, um zu funktionieren.

In der Regel merkt der Körper schnell, dass er weniger Kalorien erhält, und baut zunächst einige Kilo ab. Das hat jedoch einen Preis: In diesem Zeitraum wird die für unser Wohlergehen so grundlegende Fähigkeit des Körpers, wichtige Hormone herzustellen, zu verteilen und auszubalancieren, beeinträchtigt. Das ausgewogene Zusammenspiel der Hormone reguliert jedoch unseren Stoffwechsel. Deshalb nehmen wir zwar ein paar Kilo ab (vielleicht sogar eine ganze Menge), doch gleichzeitig setzen wir unser gesamtes System unter Stress und bringen es aus dem Gleichgewicht – und das gilt im Übrigen auch für unsere natürliche Fähigkeit zur Gewichtsregulation. Ihr Körper wird recht schnell sagen: »So, meine Hübsche: Es ist nur eine Frage der Zeit, bevor wir zwei mit dieser speziellen Ernährungsform erstens eine Plateauphase erreichen und nicht mehr weiter abnehmen und zweitens angesichts von Hunger, Schlappheit, schlechter Laune, Schlafproblemen, Heißhunger und anderen Symptomen des gestressten Stoffwechsels aufgeben.«

Unsere Vorfahren hätten sich niemals freiwillig derartigen Stoffwechselbelastungen ausgesetzt. Sie aßen, um die nötige Energie aufzunehmen, und profitierten davon in Form von Körperkraft, Ausdauer und Gesundheit, sodass sie den folgenden Tag überleben konnten.

Ich arbeite seit fast zwanzig Jahren als ganzheitliche Ernährungsberaterin in New York City. Daher dürfen Sie mir glauben, dass ich jede Diätmode kenne. Die Paleo-Ernährung hingegen hat sich über Jahrmillionen bewährt. Damit sie garantiert funktioniert, habe ich sie unter Aufwendung meines gesamten Fachwissens und meiner Erfahrung an unser modernes Leben anpasst, das oft so schnell, kompliziert, mitreißend und manchmal einfach überwältigend ist.

Mein Programm *Paleo-Power für Frauen* ist auf uralte körperliche Bedürfnisse zugeschnitten, die in jeder Frau stecken und befriedigt sein wollen. Sich so zu ernähren wie unsere Ahnen ist für uns Frauen von heute, die wir uns einen schlanken, fitten Körper voller Spannkraft wünschen, sogar besonders effektiv. Die Steinzeitdiät ist keineswegs nur ein Trend für Fitnessfanatiker und Männer mit unstillbarem Hunger auf Fleisch. Meine Variante ist perfekt auf die natürlichen Bedürfnisse von uns heutigen Frauen zugeschnitten: Sie lässt sich gut im Alltag umsetzten, macht angenehm satt, sorgt für einen ausgeglichenen Hormonhaushalt und entlastet unser System von Giftstoffen – mit allen Vorteilen, die das mit sich bringt.

Die Umsetzung erfolgt in drei Phasen: In der **Detox-Phase** gehen wir zurück auf null und entgiften unseren Stoffwechsel von den aus übermäßigem Zucker- und Kohlenhydratkonsum resultierenden Rückständen. Dadurch kommen bestehende Entzündungskaskaden im Körper zum Stillstand, der Körper kann Wassereinlagerungen ausschwemmen, der Darm kommt zur Ruhe, und seine Schleimhäute können abheilen.

In der **Reset-Phase** werden Kohlenhydrate langsam wieder zugeführt, in einem Maß, das uns auf Dauer mit genügend Energie versorgt. In dieser Phase werden Sie weiter abnehmen, essen aber täglich komplexe Kohlenhydrate. Als besonderes Bonbon ist ein gelegentlicher »Ausreißer« erlaubt.

In der **Paleo-Phase** haben sich Ihr Körper und Ihre Hormonbalance austariert. Sie bleiben durch vollwertige, ausgewogene, unverfälschte Nahrungsmittel dauerhaft frisch und fit. Die Paleo-Ernährung versorgt Sie bis zu zweimal täglich mit komplexen Kohlenhydraten, und bei hoher körperlicher Belastung sind sogar zwei Schlemmeressen pro Woche drin.

Die meisten Diäten scheren alle Menschen über einen Kamm – aber jeder von uns ist anders. Mein Ernährungsansatz lässt sich individuellen Bedürfnissen anpassen. Er verhilft Frauen nicht nur zu einer besseren Figur, sondern auch zu einem besseren Verhältnis zum Essen. Kohlenhydrate betrachten wir dabei als individuelle Regulationsmöglichkeit für den Stoffwechsel: Weniger Kohlenhydrate bedeuten schnellere Ergebnisse; mehr Kohlenhydrate lassen das Gewicht langsamer zurückgehen. Wie viele Kohlenhydrate Sie benötigen, hängt von Ihrem persönlichen Energielevel ab, also auch davon, wie intensiv Sie sich körperlich betätigen, und von den Veränderungen Ihres Körperfettanteils. Sobald Sie wissen, wie Ihr Körper mit Kohlenhydraten umgeht, können Sie Ihre Ziele endlich dauerhaft erreichen.

Ich durfte miterleben, wie Paleo-Power Hunderten von Frauen zu einem besseren, glücklicheren Leben verhalf, und ich bin sehr dankbar für diese Erfahrung. Auch Sie werden von diesem Konzept profitieren – der Versuch lohnt sich wirklich, denn Paleo hat insbesondere für uns Frauen jede Menge positive Effekte:

- Gewichtsabbau ohne Hungern oder Heißhungerattacken – dank drei gesunder Mahlzeiten und zwei nahrhafter Snacks pro Tag
- ein Körper, wie er sein soll: schlank, schön und kraftvoll durch Ankurbelung des Fettabbaus und Aufbau gesunder Muskelmasse
- strahlender Teint
- stabiler Blutzucker, der vor Rückfällen und Stimmungsschwankungen bewahrt
- körperliche Entgiftung
- verbesserte Stoffwechselfunktionen
- gesunde Verdauung und bessere Aufnahme von Nährstoffen
- ausgewogener Hormonhaushalt und stabile Gehirnchemie (sorgt unter anderem für mehr Selbstbeherrschung)
- tiefer, erholsamer Schlaf
- Stressabbau, bessere Stressverarbeitung und Stressresistenz
- gesteigerte Antriebskraft

Dagegen ersparen Sie sich eine ganze Menge Dinge, die herkömmliche Diäten mit sich bringen:

- Kalorienzählen
- fettarme Ernährung
- Hungern und Heißhungerattacken
- extreme Fitnessansprüche, die langfristig kaum durchzuhalten sind
- Verlust von Muskelmasse statt Fett
- Werbung für irgendwelche Diätprodukte oder andere stark verarbeitete Lebensmittel
- körperliche oder seelische Beeinträchtigungen

Unser Körper weiß, was er braucht, um optimal zu funktionieren. Ich habe die Erfahrung gemacht, dass wir uns durch die richtige Ernährung heilen können. Sie müssen nichts mitbringen als den Wunsch, so schön, stark und gesund wie möglich zu sein. Insgesamt ist die Steinzeiternährung eine sehr authentische, bodenständige Lebensform, die unsere wertvollsten und vitalsten Ressourcen freisetzt. Gehen Sie mit auf die Reise und werden Sie das Übergewicht los, das Sie schon so lange stört, bauen Sie Muskelmasse auf und fühlen Sie sich einfach göttlich – Sie verdienen es.

Wichtig ist, dass Sie sich nicht überfordern. Ich weiß nicht, wie es bei Ihnen ist, doch bei mir enden radikale Einschnitte meist in einer bösen Enttäuschung. Erfahrungsgemäß gelingt es mir, langfristige Veränderungen zu etablieren, wenn ich mir selbst mit Geduld begegne. Deshalb bitte ich jede Frau, die abnehmen möchte und von mehr Energie, Ausgeglichenheit und Gesundheit träumt, meine Ernährungsform einen Monat lang auszuprobieren. Nur vier Wochen, mehr nicht! Ich bin davon überzeugt, dass Sie wie so viele andere Frauen vor Ihnen diesen überschaubaren Zeitraum, in dem Sie entgiften und gutes, unverfälschtes Essen zu sich nehmen, so genießen werden, dass Sie diesen Lebensstil beibehalten wollen und eine dauerhafte Umstellung kein Problem mehr ist.

Während dieses ersten Monats geben Sie Ihrem Körper die Chance, gesund zu werden, indem Sie keine stark verarbeiteten, schädlichen Lebensmittel wie Limonaden, Süßigkeiten, Salzgebäck, Backwaren und so weiter mehr zu sich nehmen. Außerdem sollten Sie Ihre Schlafgewohnheiten überprüfen und sich jede Nacht ausreichend Erholung gönnen. Ich werde Ihnen zeigen, wie Sie möglichst wenig Stress in Ihr Leben lassen. Sie lernen eine Ernährungsform kennen und schätzen, bei der Sie ausreichend gesunde, magere Proteine aufnehmen und gleichzeitig die Kohlenhydratzufuhr – insbesondere aus Industrieprodukten – zurückschrauben. Sie haben meine ganze, fachkundige Unterstützung. Seien Sie nachsichtig mit sich selbst. Sie brauchen einige Zeit (und viel mitfühlenden Beistand), bis Sie gelernt haben, unsere »modernen« Essgewohnheiten abzustreifen.

Woher ich das alles weiß? Ich habe diesen Prozess selbst durchlebt. Seit ich mich nach Paleo-Gesichtspunkten ernähre, geht es mir prächtig, und das sieht man mir auch an.

Bevor Sie anfangen, sollten Sie ein aktuelles Foto von sich machen lassen. Lassen Sie außerdem von einem Sporttherapeuten oder Ernährungsmediziner eine exakte Körperfettermittlung durchführen. Nach den ersten dreißig Tagen lassen Sie dann ein neues Bild machen und erneut Ihr Körperfett messen. Sie werden staunen, wie viel Sie in dieser kurzen Zeit erreicht haben!

Mit der Umstellung auf Paleo-Ernährung verbessern sich Ihr allgemeiner Gesundheitszustand und Ihre Lebensqualität. Es wird Ihnen helfen, wenn Sie die dazu notwendigen Veränderungen als Geschenk betrachten, das Sie selbst Ihrem Körper machen. Die Zubereitung der Speisen nach Paleo-Vorgaben bedeutet anfangs möglicherweise, dass Sie für sich selbst anders kochen müssen als für die Familie, so lange, bis alle auf den fahrenden Zug aufspringen. Das gehört einfach dazu. Am leichtesten gelingt es, wenn Sie die Sache mit einer gehörigen Portion Leidenschaft angehen! Ich weiß, wie gut man sich durch die Paleo-Ernährung fühlt. Der Körper jeder – wirklich *jeder* – Frau hat ganz uneingeschränkt das Potenzial, magere Muskelmasse aufzubauen, Körperfett zu verbrennen und den Stoffwechsel anzukurbeln. Die körperlichen Veränderungen kommen mit der Zeit von selbst. Der erste Schritt ist die Veränderung des Lebensgefühls.

Nicht zuletzt hat Paleo als Ernährungstrend auch etwas mit dem gegenwärtigen Zustand unserer Gesellschaft zu tun. Es ist wichtiger denn je, ursprünglicher zu leben und den Körper nicht länger mit Pseudonahrungsmitteln zuzumüllen. Der Weg, den die Evolution in Jahrmillionen gegangen ist, ist kein Irrweg. Wenn wir uns auf unsere Wurzeln besinnen, können wir davon nur profitieren. Das ist der Weckruf, den wir Frauen brauchen, um unseren vernachlässigten Körper wieder in Schuss zu bringen. Legen wir los!

Teil 1:
VON NATUR AUS SCHÖN

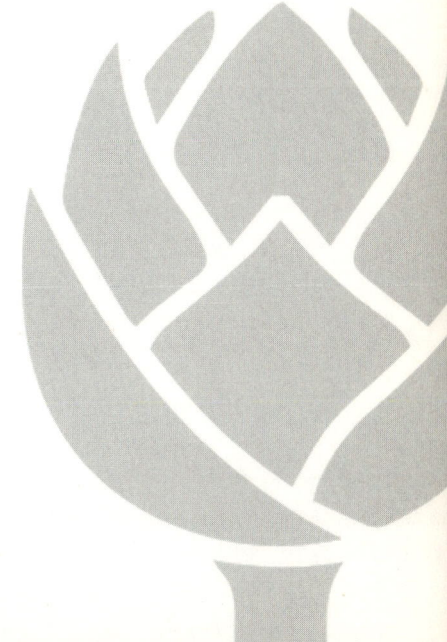

Alles eine Frage der Gene?

Die meisten Frauen der westlichen Welt (und da nehme ich mich nicht aus) haben in ihrem Leben mindestens drei bis fünf Diäten ausprobiert – leider immer ohne dauerhaften Erfolg. Die Diätindustrie hat sich zu einem gigantischen Milliardengeschäft entwickelt, das sich von den verzweifelten Frauen nährt, die zu allem bereit sind, damit die Zahl auf der Waage kleiner wird. Unser kollektiver Abnehmwahn bringt uns dazu, Punkte oder Kalorien zu zählen, wir lassen uns kalorienarme Fertiggerichte liefern oder trinken fünfmal am Tag »entschlackende« Flüssigmahlzeiten. Und trotzdem haben wir zu viel auf den Rippen und sind nicht gesund, sondern gestresst und erschöpft.

Das, was uns krank macht und unseren Körper immer mehr aus den Fugen geraten lässt, ist unsere heutige Lebensweise im Verein mit all den »modernen« Lebensmitteln, die so aggressiv vermarktet werden. Darum ist es an der Zeit, dass wir uns auf unsere Ursprünge zurückbesinnen und uns bei der Ernährung an dem orientieren, was unserer menschlichen Natur entspricht. Manchmal kommen wir nur durch einen unvoreingenommenen Blick auf die Vergangenheit weiter. Viele Frauen, die wie ich erfolglos einem Diättrend nach dem anderen nachgerannt sind, kennen den Zustand, den ich beschreibe, gut und werden mir zustimmen, wenn ich sage: Es ist an der Zeit für eine Veränderung. Halten Sie inne und hören Sie auf Ihren Körper. Ich befasse mich seit Jahren mit medizinischen Studien zu dem Thema. Unzählige Untersuchungen belegen, dass uns eine Ernährung mit einem hohen Anteil an mageren Proteinen und wenig ungesunden Kohlenhydraten (im Gegensatz zu gesunden Kohlenhydraten aus Obst und Gemüse) schlank und gesund hält und unseren Stoffwechsel auf Touren bringt.

Mein Paleo-Ansatz liefert einen dreiteiligen Spiegel, mit dessen Hilfe man seine Ernährungsweise von allen Seiten beleuchten kann. Er wird Ihnen zeigen, wie umwerfend Sie aussehen können.

Die Evolution weist uns den Weg

Aus Sicht der Evolution besteht der optimale Treibstoff für die menschliche Spezies – besser gesagt, den menschlichen Körper – nicht aus Chips, Süßigkeiten, Croissants und Fertigpizza. Unser Stoffwechsel ist nicht auf stark verarbeitete Lebensmittel voller ungesunder Fette, Zucker, Salz und unaussprechlicher chemischer Stoffe eingerichtet. Unsere Grundbedürfnisse haben sich in den letzten 10 000 Jahren kaum verändert, weshalb der Körper am besten funktioniert, wenn er als Treibstoff vollwertige, unverfälschte Lebensmittel erhält. Steinzeitmenschen hätten unter einer McDonald's-Ernährung ebenso gelitten wie wir. Unsere Ahnen ernährten sich von dem, was ihnen gerade zur Verfügung stand: Wild, Früchte, Nüsse, Samen, Gemüse und Fisch. Sie waren Jäger und Sammler, aber nicht auf der Jagd nach Fast Food. Ohne Kühlschrank beschränkte sich das Nahrungsangebot weitgehend auf frische Lebensmittel mit hoher Nährstoffdichte, also vielen Vitaminen, Mineralstoffen, Fasern, Proteinen und anderen wichtigen Energielieferanten.

Das heißt nicht, dass die Steinzeitmenschen niemals krank waren oder dass sie die Chance gehabt hätten, älter zu werden als wir. Tatsächlich war ihr Leben relativ kurz, weil das Grundmotto nun einmal lautete: Fressen oder gefressen werden. Dennoch wissen wir, dass man in der Steinzeit aß, um zu leben – und mehr fordert unser heutiger Körper auch nicht von uns. Wer sich dies verdeutlicht und nicht den Verlockungen erliegt, die von schön verpackten, industriell hergestellten Erzeugnissen ausgehen, wird sich ebenfalls so ernähren, dass er optimal leben kann. Gute Nahrung ist eine Art Medizin für uns. Sie ist keine Droge, nicht dazu da, uns zu trösten, mit ihr Stress und Ärger in uns »hineinzufressen« oder uns abzulenken. Wenn wir uns gut ernähren, geht es uns erheblich besser, und wir sehen auch besser aus.

Die zentrale Botschaft an alle Frauen, die auf Paleo-Ernährung umsteigen wollen, lautet also: Je einfacher, desto besser.

Mit diesem Ernährungsansatz wird der Stoffwechsel auf eine Art angeregt, von der Körper und Seele unglaublich profitieren. Wenn Sie lernen, mit Ihrem Körper zu kooperieren, statt ihn zu bekämpfen, und auf seine uralte, evolutionär verankerte Weisheit hören, werden Sie abnehmen und gesünder werden. Auf diese Weise erhält unser wunderbarer Körper genau das, was er benötigt.

Die Paleo-Ernährung unterstützt und aktiviert Ihr genetisches Potenzial, was Gesundheit und Wohlbefinden erhöht. Ich gehe zum Beispiel gern mit Freunden feiern, doch dank meines Ernährungsansatzes bleibe ich absolut leistungsfähig, fühle mich großartig und sehe besser aus denn je. Wenn ich samstags mit meinen Freundinnen losziehe und mir den einen oder anderen Drink genehmige, wache ich trotzdem am nächsten Morgen topfit auf. Es geht mir nicht schlecht, und ich habe nicht mit Schuldgefühlen zu kämpfen, und das ist überaus angenehm. Das heißt nicht, dass ich perfekt bin – das strebe ich auch gar nicht an. Aber ich weiß eben, wie sich das große Ganze mit den kleinen dekadenten Freuden vereinbaren lässt, die wir alle ab und an brauchen.

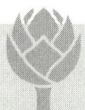

GRUNDBEGRIFFE DER PALEO-ERNÄHRUNG

Auf die nachfolgenden Paleo-Grundbegriffe werden wir im Laufe dieses Buches immer wieder zurückkommen:

Clean Eating. *Clean Eating* (»saubere Ernährung«) ist eine persönliche Entscheidung. »Clean« bedeutet in diesem Zusammenhang naturbelassen, nicht industriell verarbeitet und frei von Zusätzen. Alles, was wir zu uns nehmen, sollte vollwertig und so unverfälscht wie möglich sein. Das bedeutet eine Beschränkung auf Lebensmittel mit maximal fünf Zutaten, unter denen keine Zungenbrecher sein sollten. Das Fleisch stammt von Weidetieren, Obst und Gemüse aus regionalem Anbau oder Bioanbau. Unsere Nahrung ist also auf dem Feld oder am Baum gewachsen oder bis vor kurzem noch herumgelaufen, -geschwommen oder -geflogen. *Clean Eating* hat viele Vorzüge, denn es führt zu Gewichtsabbau, reiner Haut, mehr Energie, besserem Schlaf und einem schlanken, aber muskulösen Körper.

Ich persönlich nehme das »sauber« darüber hinaus auch wörtlich. Obst und Gemüse aus konventionellem Anbau wasche ich stets in Essigwasser aus drei Teilen Wasser mit einem Teil Essig, um Pestizide zu entfernen. Was in Plastik verpackt war, beispielsweise Fleisch, Geflügel oder Fisch, wird unter fließendem Wasser gewaschen. Frisch gekauftes Fleisch lasse ich nach Möglichkeit in Fleischerpapier *ohne* Kunststofffolie einwickeln, und Lebensmittel bewahre ich nur in Glasbehältern mit gut verschließbarem Deckel auf.

Fette. Fette sind eine wichtige Energiequelle und eine köstliche Speisezutat. Gegen Butter, Sahne, Olivenöl, Kokosöl, Nüsse und Avocados habe ich nicht das Geringste einzuwenden. Die ausreichende Versorgung mit den richtigen Fetten kann PMS-Beschwerden, Migräne, koronarer Herzerkrankung, Diabetes und Übergewicht vorbeugen. Dagegen können gehärtete Fette wie Margarine mit ihren Transfettsäuren oder aber minderwertige Öle aus Soja oder Mais Entzündungen, Arthritis, Übergewicht und Depressionen Vorschub leisten.

Hormone. Hormone sind biochemische Botenstoffe, die von endokrinen Organen erzeugt werden und Körperfunktionen wie Wachstum, Sexualentwicklung und Fortpflanzung, unser Gewicht, die Stressverarbeitung und unseren Schlaf beeinflussen. Das Stresshormon Cortisol aus den Nebennieren kann Muskeln aufbauen, aber auch abbauen. Östrogen und Progesteron regulieren sexuelle Reifung, Menstruation und Fruchtbarkeit. Testosteron (ja, auch der weibliche Körper produziert Testosteron) unterstützt den Aufbau magerer

Muskelmasse, und Dehydroepiandrosteron (DHEA) fördert im Zusammenspiel mit den Sexualhormonen die Fruchtbarkeit. Leptin und Ghrelin regulieren Hunger und Sättigung, und das Wachstumshormon (Growth hormone, GH) ist an der Bildung von Muskelmasse beteiligt.

Kohlenhydrate. Ein Grundbaustein der Nahrung, der dem Körper Energie (Kalorien) liefert und den größten Einfluss auf die Fähigkeit des Körpers zur Fettverbrennung hat. Es gibt drei Hauptkategorien von Kohlenhydraten, nämlich Zucker (einfache Kohlenhydrate), Stärke (komplexe Kohlenhydrate) und Ballaststoffe. Abgesehen von den Ballaststoffen lassen Kohlenhydrate den Blutzucker schneller und stärker ausschlagen als Proteine und Fett. Kohlenhydrate, die die Fettverbrennung weniger negativ beeinflussen, stecken beispielsweise in Beeren, Äpfeln, Birnen, Spinat, Grünkohl, Rosenkohl, Süßkartoffeln, Kürbis, Roter Bete, Pastinaken, Rüben oder grünen Bohnen.

Neokohlenhydrate. Neokohlenhydrate sind Kohlenhydrate, die erst seit der Erfindung der Landwirtschaft innerhalb der letzten 10 000 Jahre zur menschlichen Ernährung gehören. Typische Quellen für Neokohlenhydrate sind Getreide, Hülsenfrüchte oder Soja.

Paleo-Frau. Die Frau von heute ist definitiv keine Steinzeitfrau mehr, kann sich aber dennoch so ernähren. Als Jägerin und Sammlerin sollte sie sich auf Obst und Gemüse aus regionalem Anbau und Fleisch, Fisch und Eier aus artgerechter Haltung beschränken. Einen Bogen macht sie um stark verarbeitete Lebensmittel voller chemischer Zusatzstoffe, künstlicher

Farben und Geschmacksverstärker, Süßungsmittel und genetisch veränderter Organismen (siehe Kasten ab Seite 75). Eine
Paleo-Frau pflegt und reinigt ihre Haut mit natürlichen Produkten und führt auch unter modernen Gegebenheiten ein so
natürliches Leben, wie heutige Technik und soziale Normen
es zulassen.

Paleo-Kohlenhydrate. Paleo-Kohlenhydrate existieren seit
Urzeiten. Sie stecken in Gemüse, Nüssen, Samen und Früchten. Solche Kohlenhydrate gelten als gesund, weil sie antioxidative Substanzen und Ballaststoffe, aber vergleichsweise
wenig Zucker liefern.

Proteine. Alle Zellen des Körpers bestehen aus Proteinen
(Eiweißstoffen) – Haut, Haare und Nägel ebenso wie alle
Organe und Gewebearten. Proteine aus der Nahrung helfen
bei der Neubildung und Reparatur der Proteine in unserem
Körper. Paleofreundlich sind Proteine von Weidetieren, frei
laufenden Hühnern, Fisch, Eiern und Wild. Manche Aminosäuren (das sind die Bausteine der Proteine, organische Ver-
bindungen, die für Zellwachstum, Zellerneuerung und den
gesamten Stoffwechsel unerlässlich sind) kann der Körper
selbst herstellen; andere hingegen muss er über die Nahrung
aufnehmen.

Stoffwechsel. Der Stoffwechsel beziehungsweise Meta-
bolismus umfasst alle chemischen Prozesse, mit denen der
Körper seine Funktionen aufrechterhält. Nahrungsqualität,
Bewegung und Umweltbelastung haben Einfluss darauf, wie
gut der Stoffwechsel funktioniert.

Paleo-Power durch wertvolle Nährstoffe

Eines steht fest: Nicht industriell verarbeitete Nahrung wie frisches Obst und Gemüse, mageres Fleisch und Fisch enthalten *immer* weniger Kalorien als verarbeitete Lebensmittel. Und wo wir schon beim Thema sind: Was ist eigentlich eine Kalorie?

Eine Kalorie ist eine Maßeinheit für Energie (korrekterweise müsste man immer von Kilokalorien sprechen, doch wir halten uns an den normalen Sprachgebrauch). Kalorien vermitteln uns eine Vorstellung vom Energiegehalt unterschiedlicher Lebensmittel. Man möchte also meinen, dass eine Kalorie eine feststehende Maßeinheit wäre, und das ist sie auch – allerdings mit Einschränkungen. Wie bitte? Doch, genauso ist es! In Wahrheit ist es etwas komplexer: Je nach Herkunft hat eine Kalorie nicht immer denselben Nährwert wie eine andere Kalorie aus einer weniger gesunden Nahrungsquelle. Manche Kalorien sind tatsächlich besser als andere.

Der Körper verarbeitet die 100 Kalorien aus einem Energieriegel nämlich keineswegs genauso wie die 100 Kalorien aus einem Salat aus Biogemüse oder die 100 Kalorien aus gebratenem Biohuhn. Ganz und gar nicht! Wie unser Körper mit diesen Kalorien, also der Energiemenge, tatsächlich verfährt, hängt nämlich von ihrer Begleitung ab. Deshalb gelten auch die so massiv beworbenen »fettfreien«, »fettreduzierten« oder »fettarmen«, stark verarbeiteten Lebensmittel mittlerweile nicht mehr als empfehlenswert. Solche scheinbaren Diätprodukte enthalten nämlich eine Menge Zucker, Salz und ungesunde Fettersatzstoffe. Nur weil sie in »kalorienarmen« Portionsgrößen daherkommen, wird uns weisgemacht, sie wären doch irgendwie gut für uns. Schön wär's! Es stimmt aber nicht.

Ein echter Vorzug dieses Ansatzes ist, dass wir reichlich gesunde Kalorien aufnehmen und trotzdem abnehmen. Paleo-Lebensmittel enthalten nämlich statt nährstoffarmen, sogenannten »leeren« Kalorien nährstoffdichte Kalorien. Dank reichlich gutem Essen bekommt unser wunderbarer Körper nicht nur Energie, sondern ist auch rundum gut versorgt und zufrieden.

Neben der Betonung nährstoffdichter Kalorien unterstützt und verbessert eine Steinzeiternährung auch die Stoffwechselvorgänge im Körper. Das Stoffwechselsystem besteht aus einem Netzwerk hochspezialisierter Kommunikationskanäle – vergleichbar mit einem Wi-Fi-Netz. Erst wenn der Stoffwechsel die richtigen (spamfreien!) Informationen erhält, kann die Kommunikation klar und sinnvoll verlaufen.

Unser Körper als perfekter Energieverwerter

Da der Körper vom Stoffwechsel gesteuert wird, sollte der Stoffwechsel optimal funktionieren. Dazu müssen wir jedoch verstehen, was der menschliche Körper benötigt.

Grundsätzlich ist er darauf ausgelegt, mit weniger Kohlenhydraten zurechtzukommen, als die meisten von uns für gewöhnlich zu sich nehmen. Sobald wir die Kohlenhydratmenge reduzieren, läuft der Stoffwechsel deutlich effizienter. Sie werden feststellen, dass sich nicht nur Laune und Antriebskraft verbessern, sondern auch Schlaf und Konzentration. Der Verzehr von Neokohlenhydraten gleicht dem Einfüllen eines zähflüssigen, trüben Öls in eine Maschine, die klares, leichtflüssiges Öl benötigt. Hinzu kommt, dass Neokohlenhydrate den Stoffwechsel beeinträchtigen – sie lassen uns sozusagen von innen her Rost ansetzen. Wer also aktiv und fit bleiben will, sollte solche Substanzen unbedingt meiden.

Wer weniger Kohlenhydrate aufnimmt, ermuntert den Körper, die eigenen Zuckerspeicher (Glykogen) zu leeren und danach auf die Fettreserven zuzugreifen. Man muss sich das so vorstellen, als würden sich die Kommunikationskanäle des Stoffwechsels zu diesem Zeitpunkt weit öffnen, und unsere Organe können ihre Aufgaben wieder gut erledigen. Es geht uns also unvermittelt deutlich besser.

Frauen, die sich nach Paleo-Grundsätzen ernähren, werden rasch feststellen, dass es kaum möglich ist, sich zu überessen. Hungerattacken entfallen komplett. Auch das Verlangen nach dem zweiten Frühstück oder den nachmittäglichen Keksen verschwindet. Dank gesunder Kohlenhydrate aus frischem Obst und Gemüse geht auch der Appetit auf stark verarbeitete Lebensmittel bald zurück. Das ist einer der Gründe, weshalb Paleo so gesund ist. Die industriell hergestellten Süßwaren, die uns an jeder Ecke entgegenspringen und so aggressiv vermarktet werden, sind wichtige Impulsprodukte, mit denen die Industrie gezielt den Zweck verfolgt, in uns das Verlangen nach immer mehr zu erzeugen. Zum Glück ist Mutter Natur kein Konzern, dem seine Gewinne wichtiger sind als das Wohlergehen der Konsumenten. Deshalb können wir mit einer Orientierung an Paleo-Prinzipien nicht nur dem Appetit die Stirn bieten, sondern sogar noch Geld sparen. Das ist auch kein schlechter Nebeneffekt, oder?

Mehr Fett verbrennen

Optimaler Fettabbau ist ein metabolischer Prozess, bei dem der Körper gespeichertes Fett in magere Muskeln verwandelt. Bei ausgeglichenem Hormonhaushalt verbrennt der Körper ganz von selbst Fett. Dadurch reguliert sich der Appetit wie von selbst, und wir sind ausgeglichener und tatkräftiger. Wer nur das isst, was den Stoffwechsel in Gang hält, schläft gut durch, wacht ausgeruht auf, ist voller Energie und kann sich bestens konzentrieren. Zu viel Körperfett hingegen belastet den gesamten Stoffwechsel. Frauen, die sich am Paleo-Konzept orientieren, setzen den Stoffwechsel auf »Neustart«, wodurch der Körper überflüssiges Fett abbaut und insgesamt besser funktioniert.

Clean Eating ist die beste Methode, um den Körper bei der Fettverbrennung zu unterstützen. Was wir essen und wann wir essen, hat Einfluss auf unsere Fettverbrennung. Erst wenn wir dieses Grundprinzip wirklich begreifen, kann Abnehmen langfristig gelingen. Ich würde sogar behaupten, dass Gewichtsabbau zu 80 Prozent über die Ernährung stattfindet – Sport hat nur 20 Prozent Einfluss. Wann immer eine Klientin klagt: »Ich ernähre mich gesund, nehme aber nicht ab. Warum nur?«, weiß ich, dass sie die falschen »gesunden« Lebensmittel zu sich nimmt. Nicht alles, was gesund ist, bringt den Stoffwechsel in den Fettverbrennungsmodus. Wenn Sie nicht das essen, was Fettverbrennung und Muskelaufbau unterstützt, hilft auch das härteste Sportprogramm nicht – Sie werden kein Gramm leichter.

Paleo-Frauen wissen: Jeder Bissen, den wir verzehren, setzt entweder die Fettverbrennung oder die Fettspeicherung in Gang. Wir haben die Wahl.

Dünne Dicke

Bei *dünnen Dicken* hat der Körper einen zu hohen Fettanteil (besonders in der Bauchgegend) und zu wenig Muskeln, selbst wenn die Waage sagt, dass sie normalgewichtig oder sogar dünn sind. Trotz der niedrigen Zahl auf der Waage leidet eine dünne Dicke wahrscheinlich genauso unter ihrem trägen, schlecht unterstützten Stoffwechsel wie ihre übergewichtigen Freundinnen. »Verflixt!«, denken Sie jetzt vermutlich. Wie kann das sein?

Entscheidend sind Herkunft und Art der Kalorien. Dünne Dicke nehmen oft überwiegend leere Kalorien auf, die vornehmlich Zucker, aber kaum Proteine liefern. Die Folge: Der Körper bekommt nicht die nötigen Bausteine zum Muskelaufbau. So eine Frau sieht zwar vielleicht auf den ersten Blick dünn und bekleidet gut aus, doch bei einem kurzen Sprint, einer schweren Tasche oder beim Möbelrücken gehen ihr schnell die Kräfte aus. Und trotz ihres schlanken Körpers ist ihre Haut nicht straff und neigt zu Cellulite. Auch schlanke Frauen sollten daher Wert darauf legen, dass die Kalorien, die sie verzehren, dazu beitragen, dass ihr Körper Fett verbrennt und Muskeln aufbaut. Wie sonst sollen wir Frauen sonst den Anforderungen des Großstadtdschungels gewachsen sein?

Gesund mit Paleo

Neben dem Abbau von überflüssigem Fett und dem Aufbau von Muskelmasse geht durch die Paleo-Ernährung auch die systemische Entzündungsbereitschaft zurück, die sich unter anderem in Form von Speckröllchen, Migräne, PMS-Symptomen, Gelenkschmerzen und einer Reizdarmsymptomatik äußern kann. Die Verdauung profitiert, die Nebenhöhlen werden frei, und auch Herz und Blutgefäße werden entlastet. Frauen im gebärfähigen Alter geht es damit ebenso gut wie Frauen in den Wechseljahren oder nach der Menopause. Viele typische Wechseljahresbeschwerden sind vermeidbar: Es gibt keinen Grund, sich mit Hitzewallungen, Übergewicht, nächtlichem Schwitzen, trockener Vagina oder Konzentrationsproblemen herumzuquälen, wenn wir Frauen diesen hormonellen Umbruch erleben. Aus meiner Sicht sind solche Symptome das Ergebnis einer lebenslangen Überlastung des Körpers mit ungesunden Kohlenhydraten und den falschen Lebensmitteln. Hierzu zählen stark ausgemahlenes und verarbeitetes Getreide (weswegen Glutenunverträglichkeit immer weiter verbreitet ist), zu viele Milchprodukte und viel zu viel Zucker. Sobald wir diese schädlichen »Lebensmittel« von unserem Speiseplan streichen, gehen nicht nur Wechseljahresbeschwerden, sondern auch die Symptome des prämenstruellen Syndroms zurück.

Mit Paleo nimmt man weniger Phytinsäure auf. Phytinsäure ist eine unverdauliche Form von Phosphor aus Pflanzen und Samen, die nicht nur die Verdauung belastet, sondern auch die körpereigene Fähigkeit zur Aufnahme anderer, lebenswichtiger Nährstoffe blockiert, die gleichzeitig verzehrt wurden. Mit einem gereinigten Darm und weniger Phytinsäure können wir ausreichend

Mineralstoffe und Spurenelemente wie Zink, Magnesium, Kalzium und Eisen aufnehmen, die wir für gesunde Knochen und Muskeln benötigen. Auch diese Stoffe tragen zur Regulierung von Hormonschwankungen bei, beeinflussen den Monatszyklus und sind für die Stoffwechselregulierung unerlässlich.

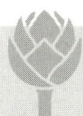

PHYTINSÄURE IN NÜSSEN

Nüsse sind gesund, enthalten aber mindestens genauso viel Phytinsäure wie Bohnen und Getreide – wenn nicht sogar mehr. Aber für Nüsse gibt es ein Hintertürchen, weil sie in der Regel schmückendes Beiwerk sind, keine Hauptmahlzeit. Überlegen Sie selbst, wie viele Nüsse unsere Vorfahren wohl ergattern konnten, und beschränken Sie sich auf die Menge Nüsse, die in der Natur zu finden waren. Kleine Mengen von maximal einer Hand voll pro Tag sind in Ordnung. Man kann seine Nüsse auch zwölf Stunden in einer zugedeckten Schüssel Salzwasser einweichen, um ihnen Phytinsäure zu entziehen. Anschließend gründlich abspülen und in einer Lage auf einem Backblech oder im Dörrgerät zwölf Stunden bei 50 °C trocknen. Am besten halten sich die Nüsse, wenn man sie gut verschlossen im Gefrierschrank aufbewahrt.

Der Paleo-Ansatz für Frauen verzichtet auch auf Ersatzfette wie Margarine und Transfette. Greifen Sie lieber zu gesunden Fetten in angemessener Menge, wie es beispielsweise in Rindfleisch aus Weidehaltung vorkommt. So unterstützen Sie die Hormonregulierung und nehmen Omega-3- und Omega-6-Säuren im optimalen Verhältnis auf (siehe S. 118). Gehärtete Fette mit einem hohen Omega-6-Anteil sollten möglichst durch gesundheitsfördernde Öle wie Fischöl ersetzt werden, die einen hohen Omega-3-Anteil haben.

Abnehmen mit Paleo

Wer sein Gewicht reduzieren will, muss sich an drei ganz einfache, uralte Ernährungsregeln halten:

- magere Proteine essen, etwa von freilaufenden Hühnern, Weiderindern und Wildfisch
- Sorgfalt bei der Fettauswahl: lieber Olivenöl und Butter als Transfette – früher gab es gar keine industriell gehärteten Fette
- Kohlenhydrate in ihrer natürlichen Form aus ballaststoff- und nährstoffreichen Früchten und Gemüse

Genau davon ernährten sich unsere steinzeitlichen Vorfahren, die das aßen, was sie jagen, pflücken oder ausgraben konnten. Von Neokohlenhydraten hingegen, den übermäßig verfeinerten Endprodukten des landwirtschaftlichen und industriellen Fortschritts in Form von künstlich mit Nährstoffen angereicherten Backwaren, überzuckerten Getränken und Lebensmitteln oder genetisch verändertem Getreide und entsprechenden tierischen Erzeugnissen sollten wir Abstand nehmen. Die Paleo-Frau geht Fabriknahrung aus dem Weg und hält sich lieber an die Wildnis.

Warum ist das so entscheidend? Weil zum Beispiel der jährliche

Verzehr von fast 40 Kilogramm Weißzucker pro Kopf in Europa uns dick, krank und müde macht. Jede Woche nehmen wir kiloweise stark industriell verarbeitete Nahrung zu uns. Dabei liegt auf der Hand, dass die moderne Ernährungsweise aus gesundheitlicher Sicht ein Irrweg ist.

Wer magere Proteine zu sich nimmt, die den wichtigsten Makronährstoff darstellen, unterstützt die Körperchemie in bestmöglicher Weise. Proteine sorgen für eine langsame, stetige Energieversorgung, sorgen für ein angenehmes Sättigungsgefühl und halten den Blutzucker (und damit Laune und Hormone) im Gleichgewicht. Sie sind also eine Art solide Basis, ein Grundnährstoff, der den Zellen das liefert, was sie zum optimalen Gedeihen benötigen. Proteine aus frischen, regional erzeugten Nahrungsmitteln in Bioqualität halten auch Haut und Knochen gesund, denn unser Körper braucht Kalzium und Kollagen.

Proteine sind echte Kraftpakete, sodass man es auch wieder nicht übertreiben sollte. Am besten genießt man sie in Begleitung einer bunten Vielfalt an frischem Gemüse, das den restlichen Nährstoffbedarf in Form von Mineralstoffen, Vitaminen, Ballaststoffen und den erforderlichen Kohlenhydraten deckt.

Mein Ernährungsansatz soll dazu ermuntern, glutenreiche Lebensmittel (darunter fallen fast alle üblichen Getreidesorten wie Weizen, Roggen, Hafer, Dinkel und aus ihnen hergestellte Produkte) vom Speisezettel zu verbannen. Statt dieser Nahrungsmittel, die häufig zu Allergien, Entzündungen und Gewichtszunahme führen, halten wir uns an Obst und Gemüse. Ein Schlüsselaspekt ist dabei die Farbe. Je bunter die Mischung auf dem Teller ausfällt, desto gesünder ist das Essen.

Paleo-Frauen schützen sich bewusst vor Toxinen in industriell gefertigten Lebensmitteln, also allem Giftigen wie Pestiziden, Farbstoffen, Konservierungsstoffen, Hormonen und anderen künstlichen Zusätzen. So kann sich der Körper ganz darauf konzentrieren, die gesunden Bestandteile vollwertiger Nahrung optimal zu verwerten, anstatt sich verzweifelt gegen die unerwünschten Wirkungen aus den zahllosen ungesunden Inhaltsstoffen zu wehren, die in Fertigprodukten versteckt sind.

Eine gesunde Hormonbalance finden

Kürzlich sah ich eine Grafik, die den unterschiedlichen Stoffwechsel von Männern und Frauen sehr nachvollziehbar darstellte. Auf der einen Seite war ein Lichtschalter abgebildet, und darunter stand das Stichwort »Mann«. Auf der anderen Seite sah man komplizierte Schaltkreise, die dem Steuerungscomputer einer Raumfähre angemessen wären. Darunter stand das Wort »Frau.«

Dieser Schaltkreis ist ein gutes Bild für den weiblichen Stoffwechsel, insbesondere für unser ausgeklügeltes, überaus komplexes und empfindliches Hormonsystem. Wie jede Frau weiß, können unsere Hormone nur für oder gegen uns arbeiten. Sobald das hormonelle Gleichgewicht kippt (das kann schon der Fall sein, wenn nur ein einziger Botenstoff aus der Reihe tanzt), kommt es zu einem Dominoeffekt, und ehe man sich's versieht geht es einem hundeelend. Wenn wir dann nicht gegensteuern, ist es nicht möglich, Gewicht abzubauen, erholsam zu schlafen oder den Belastungen von Beruf und Privatleben gewachsen zu bleiben. Ich traue mich sogar zu behaupten, dass die Regulierung des Hormonspiegels die beste Präventionsmaßnahme ist, die eine Frau zur Erhaltung ihrer Gesundheit ergreifen kann. Lassen Sie Ihren Hormonspiegel daher von einem ganzheitlich orientierten Arzt untersuchen, der Ihnen zusätzliche Tipps für eine gesunde Lebensführung geben kann.

Die drei wichtigsten Hormongruppen, die wir Frauen im Auge behalten sollten, sind:

1. die Fettverbrenner Insulin und Kortisol,
2. die Schilddrüsen- und Nebennierenhormone und
3. die weiblichen Sexualhormone Östrogen und Progesteron.

Ich führe sie in dieser Reihenfolge auf, weil ich festgestellt habe, dass die Sexualhormone sich automatisch ausbalancieren, sobald die unter den Punkten 1 und 2 genannten Hormone im Gleichgewicht sind. Zunächst jedoch sollten wir uns klarmachen, was Hormone eigentlich sind.

Ein Hormon ist ein biochemischer Botenstoff aus körpereigenen Drüsen, über den bestimmte körperliche Vorgänge reguliert werden. Hormone bringen das Zell- und Knochenwachstum in Gang, heben oder senken den Blutzucker, stoßen die Sexualentwicklung an, sind ausschlaggebend für die Fortpflanzungsfähigkeit, steuern Fettverbrennung und Muskelaufbau, regeln den Schlaf und die Stressverarbeitung. Ganz zu schweigen davon, dass sie dafür sorgen, dass unser Gehirn funktioniert. Paleo-Frauen jeden Alters, die gut aussehen und sich wohlfühlen wollen, sollten sich daher damit beschäftigen, wie die Produktion von Hormonen abläuft und wie sie im Gleichgewicht bleiben.

Insulin und Kortisol: Die Superstars der Fettverbrennung

Östrogen und Progesteron spielen für den weiblichen Hormonhaushalt zwar eine zentrale Rolle, doch wenn es um Gewichtsabbau und unser allgemeines Wohlbefinden geht, sind zwei weitere Hormone von entscheidender Bedeutung. Das eine ist Insulin. Es wird von der Bauchspeicheldrüse erzeugt und reguliert den Blutzucker. Eine adäquate Insulinproduktion ist wichtig für den Kohlenhydrat- und Fettstoffwechsel, denn das Insulin teilt den Körperzellen mit, wann sie Glukose (Zucker) aus dem Blut aufnehmen sollen, um daraus Energie zu gewinnen. Das andere wichtige Hormon ist Kortisol. Es wird häufig als Stresshormon bezeichnet, weil wir unter Stress besonders viel davon erzeugen. Kortisol ist für den Fett-, Protein- und Kalziumstoffwechsel besonders wichtig.

Um diese zwei Schlüsselhormone optimal auszubalancieren, sollte sich jede Paleo-Frau an zwei Grundprinzipien halten: 1. weniger Kohlenhydrate in Form von Stärke verzehren und 2. Stress abbauen. Erst wenn wir diese zwei Hauptthemen im Griff haben, ist der Körper überhaupt in der Lage, überflüssiges Fett loszuwerden. Jetzt denken Sie vielleicht: Leichter gesagt als getan! Sie haben recht, aber die Basis muss einfach stimmen, und Sie werden sehen: Es lohnt sich.

Insulin gibt den Anstoß dazu, Fett abzubauen oder einzulagern, je nachdem, wie viel Zucker gerade im Körper benötigt wird. Ist zu viel Zucker im Blut, wird es in Fett verwandelt. Nehmen wir weniger Zucker zu uns, kann das von der Bauchspeicheldrüse erzeugte Insulin zum Aufbau von Muskelmasse beitragen, anstatt sich mit dem vielen Zucker abzuplagen. Insulin ist unser körpereigenes Anabolikum, der Heilige Gral des Muskelaufbaus. Mit einem zu hohen Zuckerverzehr verleiten wir den Körper zu einer überhöhten Insulinproduktion. Sobald jedoch zu viel Insulin im Blut zirkuliert, nehmen wir zu und drosseln gleichzeitig die Fettverbrennung.

Dass wir unseren Insulinspiegel so einfach beeinflussen können, ist eine feine Sache. Solange die Bauchspeicheldrüse in der Lage ist, ausreichend Insulin zu erzeugen, lässt sich der Insulinspiegel allein über die Ernährung steuern. Typ-2-Diabetiker, die noch kein Insulin spritzen müssen, wissen, dass die richtige Ernährung die erste und wichtigste medizinische Maßnahme ist, um ihre Werte in den Griff zu bekommen. Wenn es ihnen gelingt, ihre Ernährung entsprechend anzupassen, kann es sogar sein, dass sie ohne Medikamente auskommen.

Die Kortisolproduktion ist ebenfalls sehr stark von der Lebensweise abhängig und lässt sich insbesondere durch Sport und angemessene Ruhephasen positiv beeinflussen. Körperliche Betätigung, ob Gehen, Laufen oder Krafttraining, hebt den Kortisolspiegel in einer vorteilhaften Weise – ganz im Gegensatz zu Stress. Beim Sport erzeugen wir genau die Menge an Kortisol, die gerade benötigt wird. In der anschließenden Ruhephase sinkt der Pegel wieder. Gesunde Kortisolwerte fördern die Muskelentwicklung, die für den Fettabbau von großer Bedeutung ist – denn Muskeln verbrauchen selbst im Ruhezustand mehr Energie als das übrige Körpergewebe.

Wenn wir jedoch ständig unter Strom stehen (im Job, zu Hause oder an allen Fronten zugleich), produziert unser Körper ebenfalls Kortisol – allerdings viel zu viel. Dadurch gerät der Körper in eine Art Schockzustand, der die Botschaft ausschickt: »Stopp, volle Kraft zurück!« In dieser Situation klammert sich der Körper an alle vorhandenen Reserven wie eine Mutter nach einem langen anstrengenden Tag an ihr Cocktailglas. Solange der Körper mit Kortisol überschwemmt ist, können wir nicht klar denken. Wir schlafen schlechter, ernähren uns eher ungesund und werden (oder bleiben) dick.

Die Macht der Schilddrüsen- und Nebennierenhormone

Auch die Schilddrüsenhormone und die Nebennierenhormone Adrenalin und Noradrenalin spielen für unsere Gesundheit eine große Rolle. Sie beeinflussen nämlich die Östrogen- und Progesteronproduktion.

Die Schilddrüse erzeugt zwei Hormone, Triiodthyronin (T_3) und Thyroxin (T_4), die sie nach Bedarf in der richtigen Menge freisetzt, um Stoffwechsel, Puls, Körpertemperatur, Verdauung und Muskelkraft zu regulieren. Die Nebennierendrüsen produzieren die Hormone Adrenalin (Epinephrin) und Noradrenalin, die für die Reaktion auf Stress aller Art benötigt werden. Schilddrüse und Nebennieren arbeiten eng aufeinander abgestimmt: Sie sind die »Hüter« des Hormonsystems. Daher reagieren sie über ein komplexes Sensorensystem unablässig auf die sich ständig verändernden Bedingungen im Körper. Unter Stress fordert das Gehirn die Nebennieren zur Erzeugung von Kortisol auf, das die Umwandlung von T_4 in T_3 hemmt. Nach jahrelang anhaltender Überbelastung steigt die Wahrscheinlichkeit für eine Schilddrüsenunterfunktion (Hypothyreoidismus). Aktives Stressmanagement, eine ausreichende Versorgung mit hochwertigen Proteinen, jede Nacht acht Stunden Schlaf und gegebenenfalls Nahrungsergänzungsmittel können dem Stoffwechsel helfen, wieder ins Gleichgewicht zu kommen.

Bei hohem Insulin- und Kortisolspiegel und einer Fehlfunktion von Schilddrüse und Nebennieren bringt es nichts, in die Östrogen- und Progesteronproduktion einzugreifen – Sie werden trotzdem kein Gramm abnehmen. Sobald wir uns aber zuerst dem Insulin- und Kortisolspiegel und dann Schilddrüse und Nebennieren widmen, kommen die Sexualhormone von selbst ins Lot. Allein durch Östrogen- und Progesteronregulierung lässt sich unsere Biochemie nicht umkrempeln. Und solange der Stresslevel zu hoch ist, arbeitet auch die Schilddrüse nicht freiwillig schneller. Ihre Funktion wird erst angekurbelt, wenn wir den Stress reduzieren. Das ist der magische Hebel, an dem wir Frauen ansetzen müssen.

Östrogen und Progesteron: Die weiblichen Sexualhormone

Die weiblichen Sexualhormone Östrogen und Progesteron steuern nicht nur den Monatszyklus, sondern auch die großen Lebenszyklen einer Frau. Dabei umfasst die Bezeichnung »Östrogen« eine ganze Hormonklasse. Die wichtigsten weiblichen Östrogene sind Estriol, Estradiol und Estron. Östrogene sind Steroidhormone, die bei Mädchen die sexuelle Entwicklung in Gang setzen, in dieser Zeit eine Zunahme des Körperfetts bewirken und die Knochen stark machen. Dieses empfindsame hormonelle Ökosystem bereitet den weiblichen Körper auf den Menstruationszyklus vor und ermöglicht Schwangerschaften.

Progesteron ist ebenfalls ein Steroidhormon. Es wird vornehmlich von den Eierstöcken erzeugt, allerdings nur zum Zeitpunkt des Eisprungs (Ovulation). In den Wechseljahren geht die Progesteronproduktion zurück. Dieser Abfall ist für viele typische Symptome der Menopause wie Schlafstörungen, Gewichtszunahme, Konzentrationsstörungen und Gelenk- oder Knochenentzündungen verantwortlich. Wenn der Progesteronspiegel absinkt, wird das Östrogen im Körper dominant. Eine Paleo-Ernährung trägt zur Korrektur dieses Ungleichgewichts bei.

Der Weg zum hormonellen Gleichgewicht

Um zu verstehen, auf welche Weise der weibliche Körper Fett erzeugt und speichert, müssen wir begreifen, was hormonell während unseres monatlichen Zyklus geschieht. In den ersten 14 Tagen steigt der Östrogenspiegel an, anschließend geht er wieder zurück. Der Progesteronspiegel dagegen ist in der ersten Zyklushälfte niedrig. Er steigt in der zweiten steil an, um danach wieder rasant abzufallen. Die erste Zyklushälfte ist also vornehmlich von Östrogen geprägt, die zweite von Progesteron. Mit diesem Wissen kann eine Frau sich so ernähren, dass sich beide Hormone in einem gesunden Gleichgewicht befinden und Gewicht und Stoffwechsel im grünen Bereich sind. Auf folgende Dinge kommt es dabei an:

• Während der ersten Zyklushälfte bis zum Eisprung (Follikelphase) dürfen wir uns etwas mehr Kohlenhydrate genehmigen, solange wir Herz und Kreislauf durch Ausdauertraining (Kardiotraining) ordentlich fordern. Das Östrogen verbessert nämlich die Wirkung des Insulins, sodass der Körper Zucker besser verarbeiten kann und ihm die Erhaltung der Muskelmasse leichterfällt. In dieser Zyklusphase sind wir also eher auf Fettverbrennung als auf Fetteinlagerung gepolt. Perfekt! Wir sollten es nicht übertreiben, aber es ist durchaus akzeptabel, das Östrogenfeuer mit etwas mehr gesunden Kohlenhydraten (zum Beispiel einer zusätzlichen halben Süßkartoffel) ein wenig anzufachen.

- Während der zweiten Zyklushälfte wird es kniffliger. Mit abnehmendem Östrogenspiegel geht auch die Insulinwirkung leicht zurück. Damit müssen wir die Kohlenhydrate und auch das Kardiotraining etwas zurückfahren. Stattdessen essen wir mehr Proteine und betonen das Krafttraining, damit die in der ersten Zyklushälfte aufgebauten Muskeln gestärkt werden.

Frauen, die ihre Ernährung auf ihren Zyklus abstimmen, berichten, dass sie seltener mit dem prämenstruellen Syndrom (PMS) und Blähungen zu kämpfen haben. Ich persönlich habe festgestellt, dass die Lust auf Kohlenhydrate während der Tage vor der Menstruation zurückgeht, wenn ich die Proteinmenge verdopple. Dann habe ich richtig viel Energie und kann mich bestens konzentrieren.

Mit dem Einsetzen der Monatsblutung fallen Östrogen- und Progesteronspiegel steil ab. Dieser Rückgang der weiblichen Sexualhormone im Blut kann das Zusammenspiel der Neurotransmitter Dopamin, Serotonin und Gamma-Amino-Buttersäure (GABA) stören und damit zu Heißhungerattacken führen. Mit einer soliden Paleo-Ernährung steht man diese Zeitspanne erheblich gelassener durch.

Mehr Proteine zu Beginn des Zyklus verhelfen mir den ganzen Monat hindurch zu mehr Ausgeglichenheit. Ergänzen Sie jede Hauptmahlzeit um 60 bis 125 Gramm mageres Fleisch, ein Ei oder zwei Esslöffel Nüsse oder Samen. Das bewahrt Sie vor PMS-Beschwerden und zugleich vor Heißhunger auf Kohlenhydrate und Zucker. Proteine besänftigen das Hungerzentrum im Hypothalamus, also dem Teil des Gehirns, der mit dem Verdauungssystem kommuniziert, und stabilisieren den Blutzuckerspiegel.

Schokolade ist für mich ein Allheilmittel – besonders beim PMS-Blues. Einer dieser gesunden Kakaobestandteile (aus ungesüßtem Biokakao, nicht aus einem Schokoriegel!) ist Phenylethylamin (PEA), eine Substanz, die unsere Laune reguliert. PEA ähnelt dem Neurotransmitter Dopamin und vermittelt ein Gefühl von Wohlbefinden und innerem Frieden. Daneben enthält Schokolade auch Serotonin, den Neurotransmitter, der Depressionen in Schach halten kann. Wenn Sie also zu Beginn des Zyklus der Appetit auf Schokolade überkommt, geben Sie einen gehäuften Teelöffel ungesüßten Biokakao in eine Tasse mit heißem Wasser und genießen Sie diese Wohltat.

Mehr Bewegung ist immer eine gute Sache und ergänzt die Paleo-Ernährung optimal. Das gilt zu Beginn des Zyklus ganz besonders. Bewegung hilft Stress abzubauen, sodass die Kortisolproduktion pausieren kann. In dieser Phase tut jede Art von körperlicher Aktivität gut, ob ein Spaziergang, Schwimmen oder eine Partie Tennis. Das strafft nicht nur die Muskulatur und bringt die Fettverbrennung in Schwung, sondern verhilft uns zu einem klaren Kopf, verbessert den Schlaf und beruhigt das Hormonchaos.

Tipps für die Menopause

Irgendwann im Leben erreicht jede Frau den Punkt, wo die hormonelle Achterbahnfahrt des Monatszyklus zur Ruhe kommt. Die Menopause bringt jedoch eigene hormonelle Herausforderungen mit sich. Wenn die Ovulation ausbleibt, sinkt die Progesteronproduktion dramatisch ab. Anfangs erzeugt unser Körper weiterhin Östrogen, und es kommt zu einem hormonellen Ungleichgewicht, dessen Symptome an das prämenstruelle Syndrom erinnern.

In diesem Stadium, wo das Östrogen dominiert, erleben viele Frauen Hitzewallungen und nächtliche Schweißausbrüche. Wenn der Östrogenspiegel absinkt, erhöhen sich sowohl die Insulinresistenz als auch der Kortisolspiegel. Das sind harte Zeiten für jede Frau, die ihr Leben lang auf ihre Figur geachtet hat, Ausdauertraining betreibt und ohnehin schon Kalorien zählt. Es ist zum Heulen: Unvermittelt hat das bisherige Verhalten nicht mehr den gewünschten Effekt. Woher kommt das? Der Grund dafür liegt darin, dass Östrogen und Progesteron bis zum Einsetzen der Menopause relativ gut Hand in Hand arbeiten. Mit zunehmender Insulinresistenz und höherer Stressanfälligkeit nehmen wir jedoch unweigerlich zu. An diesem Punkt hilft die radikale Umstellung auf Paleo.

Eine Frau nach den Wechseljahren, die sich nach Paleo-Prinzipien ernährt, aber keine Resultate sieht, muss sich intensiver bemühen, ihren Insulinspiegel zu senken. Eventuell ist der regelmäßige Verzehr von Süßkartoffeln und reichlich Obst bereits zu viel des Guten – sonst würden Sie automatisch Übergewicht abbauen. Auch gesunde Kohlenhydrate können eine überhöhte Insulinproduktion anstoßen, und zu viel Insulin führt geradewegs zur Bildung von Fettpölsterchen, wenn die entsprechende Östrogenmenge fehlt. Eine proteinreiche, kohlenhydratarme Paleo-Diät kann jedoch die Hormone neu austarieren, sodass Sie trotzdem schlank werden (oder bleiben).

Jetzt fragen Sie sich vielleicht, ob Ihr Körper nicht beginnen wird, Muskeln abzubauen, wenn Sie so wenig Kohlenhydrate zu sich nehmen. Insulin steuert nicht nur die Speicherung von Fett, sondern hilft auch, Muskeln aufzubauen. Mit einem höheren Proteinverzehr und drei- bis viermal wöchentlich leichtem Krafttraining (mehr dazu später) lässt sich die Muskelmasse nicht nur erhalten, sondern sogar weiter aufbauen.

Stress stört die hormonelle Balance

Nichts ist schädlicher für ein gesundes, ausgeglichenes Hormonsystem als Stress. Und die meisten Menschen stehen heutzutage derart unter Dauerstress, dass sie diesen kaum noch wahrnehmen.

Der ständige Stress veranlasst die Hormone, einen Zustand permanenter Anspannung zu erzeugen, der den Körper mit den unterschiedlichsten Botschaften bombardiert. Am Ende spielt das Hormonsystem verrückt. Es schüttet vermehrt bestimmte Hormone zur Stressminderung aus, während andere Hormone immer mehr zurückgehen. Irgendwann wissen wir nicht mehr aus noch ein und reagieren mit extremen PMS-Beschwerden oder allen möglichen Wechseljahresbeschwerden, die den Alltag beeinträchtigen, beispielsweise Lethargie und Konzentrationsschwäche. Wenn ein Hormon im Übermaß erzeugt wird, gehen die anderen dabei buchstäblich unter und können ihre Arbeit nicht mehr erledigen. Darunter leidet der ganze Körper.

Muten Sie das Ihrem Körper nicht zu. Natürlich wollen auch wir alles schaffen und machen. Wir wollen dabei aber weder zunehmen noch Hautprobleme bekommen, unseren sexuellen Antrieb verlieren, an Depressionen erkranken oder uns selbst für verrückt halten. Eine Paleo-Frau weiß, wie sie den Stress zähmen und ihr Wohlbefinden steigern kann und dabei auch noch eine hervorragende Figur macht.

Den Stress in Zaum halten

Clean Food unterstützt die Biochemie im Gehirn und wirkt Stimmungsschwankungen und Depressionen entgegen. Den Belastungen des Alltags kommen Sie mit den hier vorgestellten, bewährten Methoden bei. Am besten probieren Sie jede Woche eine neue Möglichkeit zur Stresseingrenzung aus, die für die Gesundheit insgesamt so wichtig sind. Zur Kortisolsenkung tragen auch entspannende Körperaktivitäten wie Yoga, Tai Chi oder Spaziergänge bei. Sie verbrauchen zwar nicht besonders viele Kalorien, doch wenn der Kortisolspiegel zurückgeht, kann der Stoffwechsel sich insgesamt besser ausbalancieren, sodass der Körper effizienter Fett abbaut.

• **Nehmen Sie sich eine Auszeit.** Ich werde nie vergessen, wie meine Mutter einst von meinen zwei Brüdern und mir die Nase voll hatte. Sie sah uns allen in die Augen, verabschiedete sich, stieg ins Auto und fuhr davon. Glücklicherweise kam sie wieder zurück, und uns war klar: Sie war stinkwütend gewesen und würde bestimmte Dinge auf keinen Fall mehr hinnehmen. Der

Hang dazu, sich übermäßig um andere zu kümmern, scheint Frauen angeboren zu sein. Wir ticken nun einmal so. Das bedeutet jedoch nicht, dass wir uns nicht die Zeit nehmen dürfen, um unsere Batterien wieder aufzuladen. Sagen Sie Ihrer Familie oder Ihren Mitmenschen Bescheid, wenn es so weit ist, und signalisieren Sie deutlich, dass Sie in den nächsten zwanzig Minuten von nichts und niemandem gestört werden wollen.

- **Fördern Sie Ihre Oxytocin-Ausschüttung.** Im Kreise enger Freunde wird der Körper geradezu überschwemmt mit Oxytocin, einem wichtigen Botenstoff, der Glücksgefühle auslöst und beruhigt. Oxytocin wird auch beim Stillen und beim Orgasmus ausgeschüttet und macht uns sanfter. Ein lustiger Frauenabend mit den besten Freundinnen ist eine wunderbare Gelegenheit, um uns mit den anderen verbunden zu fühlen und mal richtig loszulassen.
- **Gönnen Sie sich ein heißes Bad.** Zünden Sie Kerzen an und fügen Sie dem einlaufenden Wasser zwei Tassen Bittersalz (Magnesiumsulfat) sowie zehn Tropfen Lavendelöl hinzu. Lassen Sie sich ins Wasser gleiten und lesen Sie in Ruhe eine Zeitschrift oder ein wildes Klatschblatt. Lachen entspannt! Tief durchatmen und den Stress einfach abwaschen.
- **Essen Sie Wildfisch.** Mein Favorit ist Alaska-Seelachs aus nachhaltiger Fischerei. 180 Gramm enthalten etwa 700 IE (Internationale Einheiten) Vitamin D – das deckt fast schon unseren Tagesbedarf – und zwei Teelöffel Fischöl. Die Omega-3-Fette sorgen für einen ausgeglichenen Serotoninspiegel im Gehirn und dämpfen die Entzündungsneigung der Gefäße und wirken damit einem der Risikofaktoren für Herzerkrankungen entgegen. Außerdem enthält wilder Alaska-Seelachs das Antioxidans

Astaxanthin, das uns mit einem natürlichen Sonnenschutzfaktor 5 schützt, und den Neurotransmitter DMAE (Dimethylaminoethanol), der hilft, unsere Gesichts- und Muskelkontur straff zu halten. Essen Sie vor allem fetten Fisch aus kalten Gewässern. Lachs, Hering, Makrele, Seebarsch, Forelle oder Sardellen sollten mindestens dreimal pro Woche auf den Tisch kommen.

- **Sorgen Sie für Höhepunkte**. Unterschätzen Sie nicht die Wirkung von gutem Sex. Wenn Sie schon einmal nachmittags Sex hatten, kennen Sie die Freuden der Spontanität. Eine schnelle Nummer zwischendurch macht jede Menge Spaß! Wenn Sie in einer festen Beziehung leben oder verheiratet sind, haben Sie es auch gut: Statistiken zufolge haben Verheiratete mehr Sex als Singles. Aber über welche Art von Sex reden wir hier? Pflichtübungen? Rauf-runter-fertig-Sex? Ein morgendlicher Quickie, bevor die Kinder wach werden? Nichts gegen einen Quickie. Aber lange, lustvolle Orgasmen senken nachweislich den Kortisolspiegel, lassen das erwünschte Östrogen Estradiol ansteigen und lassen die Schilddrüse effizienter arbeiten. Und nur wer sexuell aktiv bleibt, behält auch die Freude daran. Ich sage meinem Mann gern, dass das Fernsehen warten kann – ich aber nicht. Sendungen kann man aufzeichnen. Legen Sie los, bevor Sie beide zu müde sind. Noch besser: Sie gehen miteinander ins Bett, bevor Sie miteinander ausgehen – das hat auch den Vorteil, dass Sie nicht über Ihren Bauch nachdenken müssen, wenn Sie danach im Restaurant über die Stränge schlagen.
- **Trinken Sie wenig Alkohol.** Insbesondere Bier und andere Alkoholika, die aus Getreide gewonnen werden, lassen bei Män-

nern wie Frauen Östrogen und Progesteron ansteigen und das Testosteron absinken. Schon ein Glas pro Tag kann Hormone und Stoffwechsel durcheinanderbringen. Wenn Sie nicht auf Ihren Schlummertrunk verzichten möchten, gönnen Sie sich ein Achtel (125 Milliliter) Pinot, Merlot oder spanischen Rotwein. Solche Weine enthalten viel Resveratrol. Dieser Stoff hemmt das Enzym Aromatase, das Testosteron in Östrogen verwandelt, und senkt damit letztlich den Östrogenspiegel.

- **Seien Sie dankbar.** Ich bin dankbar für jeden Tag und versuche, auch meine Familie damit anzustecken. Unser Mantra ist: »Ein bisschen weniger Anspruchsdenken, ein bisschen mehr Dankbarkeit.« Ein kleines Tagebuch auf dem Nachtkästchen, in das wir abends drei Dinge eintragen, für die wir an diesem Tag dankbar waren, hilft, den Tag positiv ausklingen zu lassen. Oder wir schreiben hinein, worauf wir uns freuen, zum Beispiel auf einen erholsamen Schlaf. Wertschätzung für die Schönheit eines ganz normalen Tages senkt auf natürliche Weise den Kortisolspiegel und lässt Ängste kleiner werden. Sie macht uns zu glücklicheren und netteren Menschen. Wenn wir uns regelmäßig ins Bewusstsein rufen, wie gut wir es haben, verhilft uns das zu einer gesunden Sichtweise auf das, was wirklich zählt, statt dass wir uns mit irgendwelchen Luxusproblemen herumschlagen. Konzentrieren wir uns auf das Gute; dann verschwinden die kleineren Sorgen von selbst.

Neben diesen Maßnahmen wirken Vitamine unterstützend bei der Stressverarbeitung. Mithilfe von Zusatzpräparaten geht der Kortisolspiegel zurück, wir schlafen ruhiger und werden von einem hohen Energielevel durch den Tag getragen. Bitte klären Sie die

Einnahme und Dosierung zuvor mit Ihrem Arzt oder Apotheker ab, insbesondere, wenn Sie noch weitere Medikamente einnehmen.

- *Omega-3-Fette*, am besten vor dem Sport.
- *Rosenwurz (Rhodiola rosea)*, zum Essen.
- *Phosphatidylserin*, vor dem Schlafengehen, für einen erholsamen Schlaf.
- *Vitamin C*, unmittelbar nach dem Training zur Normalisierung des Kortisols.
- *Mönchspfeffer*, für ein ausgeglichenes Hormonsystem und einen normalen Progesteronspiegel. Mönchspfeffer kann auch den Zyklus wieder normalisieren, besonders wenn die Menstruation ausbleibt (Amenorrhö).

Erholsamer Schlaf

Laut einer Studie der Universität Gießen fühlen sich 55 Prozent der Deutschen morgens unausgeschlafen. Kein Wunder! Immer erreichbar zu sein stellt in unserer Gesellschaft einen hohen Wert dar – wir schlafen mit dem iPad und dem Smartphone auf dem Nachttisch. Rund um die Uhr können wir einkaufen und uns unterhalten lassen, arbeiten oder kommunizieren. Schon ein Fernseher und eine Uhr mit Leuchtziffern im Schlafzimmer stören die Fähigkeit des Körpers, Melatonin zu erzeugen, ein Hormon, das den Tag-Nacht-Rhythmus regelt.

Jeder kennt die Folgen von Schlafmangel: Reizbarkeit, die bleierne Müdigkeit am frühen Nachmittag, mangelnde Konzentration und Vergesslichkeit. Zudem kann zu wenig Schlaf auch dick machen.

Nicht nur Toxine spielen eine große Rolle für die Entstehung von Übergewicht, sondern auch Schlafmangel. Je weniger wir schlafen, desto dicker werden wir.

Im Schlaf werden Muskeln aufgebaut. Ausreichend Schlaf verhilft zu einer besseren Fettverbrennung, wir verspüren weniger Hunger und Heißhunger und haben dadurch unseren Appetit besser im Griff. Der Schlaf wirkt sich stärker auf den Stoffwechsel aus als Ernährung oder Bewegung und ist daher entscheidend für den Hormonhaushalt und für die Fähigkeit, Gewicht abzubauen. Bei zu wenig Schlaf verbrennen wir Muskelmasse, lagern Körperfett ein, und unsere Insulinresistenz erhöht sich, was langfristig zu Diabetes führt. Schon nach vier schlaflosen Nächten ist die dreifache Menge Insulin nötig, um den Blutzucker zu normalisieren.

Wir haben einen angeborenen circadianen Rhythmus – vereinfacht gesagt, eine innere Uhr –, der unseren Schlaf-Wach-Zyklus und unsere 24-Stunden-Stoffwechselprozesse bestimmt. Aufgabe dieses genetisch festgelegten Rhythmus ist es, den Stoffwechsel so effizient wie möglich zu gestalten. Was geschieht jedoch, wenn der Stoffwechsel von äußeren Reizen aus dem Gleichgewicht gebracht wird und nicht mehr in Einklang mit unserem genetischen Programm ist? Die Stoffwechselprozesse verlieren ihre Effizienz.

Genetisch sind wir darauf ausgerichtet, bei Tageslicht optimal zu funktionieren. Deshalb arbeiten tagsüber alle Stoffwechselprozesse für Energieversorgung, Stressverarbeitung und Appetitkontrolle auf Hochtouren. Nach Einsetzen der Dunkelheit werden diese Prozesse deutlich gedrosselt. Der Appetit steigt an, sodass wir mehr essen. Diese Nahrung wird gespeichert und nicht in

Energie umgewandelt. Auch der Stresspegel bleibt erhöht. Deshalb nehmen wir zu. Gönnen wir uns dagegen ausreichend Schlaf, dann bleibt der Stoffwechsel in Schwung, wir sind tatkräftiger und essen weniger.

Schlank im Schlaf

Folgende vier Gründe, warum ausreichend Schlaf das Abnehmen unterstützt, kannten Sie garantiert noch nicht:

1. **Schlaf dämpft das Hungergefühl.** Schlaf hat einen großen Einfluss auf die Fetteinlagerung, weil er die Appetitregulierung beeinflusst. Auf den Appetit wirken besonders die Hormone Ghrelin und Leptin ein. Ghrelin sagt uns: »Ich habe Hunger«, und Leptin sagt uns: »Ich bin satt.« Ghrelin wird von der Magenschleimhaut erzeugt und verstärkt das Hungergefühl. Vor einer Mahlzeit ist sein Pegel am höchsten, nach dem Essen am niedrigsten. Im Idealfall (der durch Paleo-Ernährung erreichbar ist) sind Ghrelin- und Leptinspiegel perfekt aufeinander abgestimmt. Das liegt daran, dass eine großzügige Versorgung mit mageren Proteinen die Ghrelinerzeugung unterdrückt und somit der Hungerkreislauf im Gehirn gar nicht erst anläuft. Bei Schlafmangel hingegen steigt die Ghrelinausschüttung an, und die Leptinkonzentration geht zurück. Deshalb ist guter Schlaf für den Kampf gegen die Speckröllchen so entscheidend. Zu wenig Schlaf verändert die Gehirnfunktionen, setzt unsere Selbstkontrolle herab und macht einen Riesenappetit auf die Schokoladenkekse, auf die wir ansonsten locker verzichten könnten. Wenn sich also das

nächste Mal der Heißhunger meldet, sollten Sie sich fragen, wie gut Sie letzte Nacht geschlafen haben.

2. **Schlaf senkt den Stresspegel tagsüber.** Wie wir bereits wissen, ist das Stresshormon Kortisol einer der Hauptschuldigen bei Übergewicht. Wenn unser Kortisolspiegel steigt, neigen wir dazu, auf Kosten von Muskelgewebe Fett einzulagern. Für die Kortisolproduktion wie auch für den circadianen Rhythmus spielt Schlaf eine wichtige Rolle. Morgens ist der Kortisolspiegel am höchsten – so kommen wir leichter in Gang. Nach dem Frühstück, welches das nächtliche Fasten beendet, geht der Pegel rasch zurück. Deshalb ist das Frühstück unverzichtbar! Wer das Frühstück auslässt, sorgt über Stunden hinweg für einen anhaltend hohen Kortisolspiegel, der unter anderem die Fetteinlagerung begünstigt.

3. **Schlaf hilft dem Körper, mehr Kalorien zu verbrennen.** Selbst bei einer kalorienreduzierten Diät werden Sie ohne ausreichende Nachtruhe nicht abnehmen, weil der Körper seine Reserven hartnäckig verteidigt und weniger Kalorien verbrennt. Da können wir uns noch so viel vom Munde absparen! Zudem gerät der Appetit außer Kontrolle, sodass wir mehr essen, als der Körper benötigt. Und Schlaflosigkeit erhöht die Insulinresistenz, was wiederum die Fetteinlagerung fördert (siehe Punkte 1 und 2).

Mit mageren Proteinen und Nüssen zügeln wir das Hungerhormon Ghrelin – zuckerreiche Snacks hingegen aktivieren es. Stillen Sie Hunger und Appetit daher lieber mit Proteinen und Fett und gehen Sie um zehn Uhr schlafen, damit Ihre Hormone wieder ins Gleichgewicht kommen.

4. **Schlaf unterstützt den Muskelaufbau.** Schlafmangel bremst die Fähigkeit unseres Körpers, Muskeln aufzubauen. Schlaf

ist ein natürliches Anabolikum, weil er die Hirnanhangdrüse dazu bewegt, im Laufe der Nacht in bestimmten Intervallen Wachstumshormone auszuschütten. Dieses wiederum stimuliert Wachstum und Regeneration sowie die Produktion magerer Muskelmasse. Der Körper Heranwachsender erzeugt am meisten Wachstumshormone. Später geht die Produktion von Natur aus zurück, bleibt bei Frauen allerdings höher als bei Männern. Manche Menschen versuchen, Alterungseffekte hinauszuzögern, indem sie sich Wachstumshormone injizieren, doch mit *Clean Eating* und gezieltem Körpertraining können wir die Produktion auf ganz natürliche Weise aufrechterhalten.

Wenn unser Körper zu wenige Wachstumshormone produziert, weil wir ihm nicht genügend Schlaf gönnen, verlieren wir Muskelmasse und verbrennen weniger Kalorien und Fett. In einer Studie mit Teilnehmern, die im Laufe einer kalorienreduzierten Diät auf Schlafentzug gesetzt wurden, durfte eine Gruppe fünfeinhalb Stunden pro Nacht schlafen, die andere achteinhalb. Beide Gruppen nahmen ungefähr gleich viel ab, doch die Gruppe, die ausreichend schlafen durfte, verlor 50 Prozent mehr Fett als die Gruppe mit zu wenig Schlaf.

Wer also seinen Körper wieder in Form bringen möchte, sollte sich mindestens siebeneinhalb Stunden Schlaf pro Nacht gönnen. Das bedeutet vielleicht eine gewisse Umstellung, aber wenn Sie ernsthaft abnehmen wollen, kommen Sie um den Zusammenhang zwischen Schlafqualität und Körperfettanteil nicht herum. Achten Sie auch darauf, wirklich täglich ausreichend zu schlafen. Verlorener Schlaf lässt sich nicht am Wochenende nachholen – eine so kurze Auszeit reicht für eine Neuausrichtung des Hormonhaushalts nicht aus.

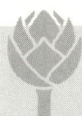

WIE EINSCHLAFEN UND DURCHSCHLAFEN GELINGT

- Frühstücken Sie innerhalb einer Stunde nach dem Aufwachen. Achten Sie darauf, regelmäßig zu essen. Übersprungene Mahlzeiten erhöhen den Kortisolspiegel, und das wiederum kann den Nachtschlaf stören.
- Machen Sie sich ab neun Uhr abends bettfertig (waschen, Zähne putzen), damit die Ausschüttung von Schlafhormonen in Gang kommt und die Müdigkeit einsetzt.
- Wenn Sie nachts mit Ängsten, Sorgen und Schlaflosigkeit zu kämpfen haben, machen Sie vor dem Einschlafen eine zehnminütige Atemübung. Drehen Sie sich dazu auf den Rücken, legen Sie beide Hände auf den Bauch und konzentrieren Sie sich auf Ihre Atmung, bis Sie spüren, wie der Bauch sich unter den Händen hebt und senkt. Atmen Sie durch die Nase ein und aus. Zählen Sie bei jedem Einatmen und Ausatmen bis vier. Wann immer Ihnen ein Gedanke in den Sinn kommt, lassen Sie ihn los und konzentrieren Sie sich wieder auf Ihre Atmung.
- Meiden Sie Koffein und Präparate, die andere anregende Substanzen wie Ephedrin enthalten. Manche Menschen brauchen volle 24 Stunden, bis die Wirkung der morgendlichen Tasse Kaffee abflaut. Wenn Sie schlecht einschlafen können, sollten Sie nach 14 Uhr keinen Kaffee mehr trinken.
- Trainieren Sie maximal eine Stunde und schließen Sie das Training spätestens vier Stunden vor dem Schlafengehen

ab. Spazierengehen können Sie immer, denn ein Spaziergang senkt den Kortisolspiegel. Bei Kraft- und Intervalltraining geht die Testosteronmenge nach etwa 60 Minuten zurück, und das Kortisol steigt an. Mit dieser Kombination kommt man schwerer zur Ruhe.

- Meditieren Sie! Eine der wunderbarsten Eigenschaften unseres menschlichen Gehirns ist, dass es positive Veränderungen anstoßen kann. Meditation zählt zu meinen Lieblingsmethoden zur Neuvernetzung, weil sie den ganzen Tag für entspannte Ruhe sorgt, selbst wenn die Übungen am Vorabend durchgeführt wurden. Unsere Emotionen werden von der Amygdala reguliert, einer mandelförmigen Ansammlung von Nervenzellen tief im Gehirn. Sie profitiert besonders von Meditation. Bei Ängsten, Schlaflosigkeit oder wenn man sich einfach nach tiefem, erholsamem Schlaf sehnt, helfen geführte Phantasiereisen an einen entspannenden Ort in Ihrer Vorstellung, dessen Magie sich schon nach wenigen Tagen voll entfalten wird.
- Gönnen Sie sich einen Orgasmus – ob zu zweit oder allein. Das löst die Anspannung und führt zur Ausschüttung von Wohlfühlhormonen, die das Hirn beruhigen und dem Nervenkostüm guttun.

Jeder Tag bietet neue Gelegenheiten, für einen guten Nachtschlaf zu sorgen. Es ist faszinierend, wie prompt der Körper auf die Kombination aus ausreichend Schlaf mit gesunder Ernährung und klugem Körpertraining reagiert.

Teil 2:
ERNÄHRUNGSMYTHEN
UNTER DER PALEO-LUPE

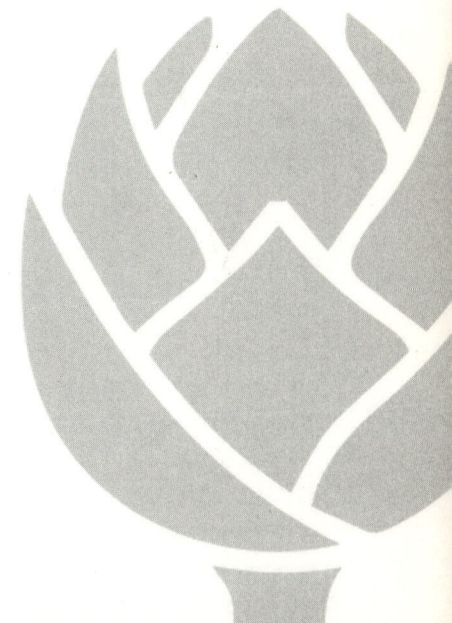

Die Rolle der Toxine

Kennen Sie das Sprichwort »Der Weg zur Hölle ist gepflastert mit guten Vorsätzen«? Beim Thema Abnehmen ist er besonders zutreffend. Bei vielen Frauen rührt sich einfach nichts auf der Waage, ganz gleich, wie »gut« wir uns ernähren und wie viel wir uns bewegen.

Neben den guten Vorsätzen ist der Weg zu einem geringeren Gewicht aber auch mit Toxinen gepflastert. Ihnen entkommen wir in kaum einem Lebensbereich. Belastet ist nicht nur die Nahrung, sondern auch unsere Kleidung und die moderne Technik, die uns umgibt. Letztlich finden sich Umweltgifte überall, auch wenn wir sie weder sehen noch riechen noch schmecken können. Ihre Allgegenwart unterminiert unsere Fähigkeit zum Fettabbau massiv. Frauen haben von Natur aus einen höheren Fettanteil als Männer, sodass wir Umweltgifte – die sich bevorzugt an Fett binden – auch stärker einlagern. Und je mehr Gift wir in uns haben, desto mehr Fett speichert der Körper, um die Gesamtkonzentration quasi zu verdünnen.

Es ist bereits wissenschaftlich nachgewiesen, dass Giftstoffe wie Pestizide, künstliche Düngemittel oder chemische Substanzen aus Reinigungsmitteln zügig dem Blutstrom entzogen und ins Körperfett verschoben werden. Die Fettzellen dienen sozusagen als Sondermüllllager des Körpers. Je höher die Toxinbelastung, desto härter muss der Körper arbeiten, um diese schädlichen Substanzen von den lebenswichtigen Organen fernzuhalten, und desto höher ist der Fettanteil, den er einlagert, um sich vor dem Gift zu schützen.

Diese Form der internen Sondermülleinlagerung verlangt dem Stoffwechsel immens viel ab: Der Körper muss Sonderschichten schieben, um diese speziellen Anforderungen des modernen Lebens zu bewältigen. (In der Steinzeit war eine Frau zwar unzähligen Gefahren ausgesetzt, aber giftige Chemikalien zählten nicht dazu.)

Solange wir der Natur ihren Lauf lassen, sind die Vorgänge in unserem Körper optimal reguliert. In einer Umgebung, die wir mit Schadstoffen zumüllen, in der wir rauchen, Kosmetika und Körperpflegeprodukte mit ungesunden Zusätzen nutzen und chemische Haushaltsreiniger einsetzen, setzt sich die Natur zur Wehr. Ein Körper, der mit Toxinen belastet ist, ist in mehrfacher Hinsicht krank. Zum Beispiel bemüht er sich intensiv, die Fettzellen zu erhalten, was einen Teufelskreis erzeugt. Die Fettverbrennung verläuft zäher, der Appetit steigt, und wir nehmen unweigerlich zu, sosehr wir uns auch dagegen sträuben. Es ist schwer, etwas loszuwerden (in diesem Fall giftbelastete Fettzellen), das der Körper partout nicht freigeben will. Sobald das Fett nämlich als Treibstoff verbrannt wird, geraten die gespeicherten Gifte ins Blut, und genau das möchte unser Körper mit aller Macht vermeiden. Unser Spiegelbild zeigt daher nur, dass der Körper auf Überlebensmodus geschaltet hat und sich zu schützen versucht.

Fast jeder hat schon einmal den Begriff *Detox* gehört. Damit unser Körper die eingelagerten schädlichen Substanzen loswerden kann, müssen wir ihm gezielt helfen zu entgiften. Es gibt ein paar ganz konkrete Schritte, mit denen wir die Menge an Umweltgiften, denen wir ausgesetzt sind und die wir beim Essen aufnehmen, reduzieren können.

Bevor ich auf die Gründe für eine Entgiftung und die Methoden eingehe, möchte ich im Detail erklären, auf welche Weise Toxine den Körper am Gewichtsabbau hindern. Hier war der wissenschaftliche Erkenntniszuwachs in den letzten Jahren ganz erheblich. Forscher und Ernährungsexperten haben festgestellt, dass das sich epidemisch ausbreitende Übergewicht nicht nur auf minderwertige Ernährung und Bewegungsmangel zurückgeht. Es gibt eine Fülle an Untersuchungsergebnissen, die die allgegenwärtige Belastung mit Chemikalien – aus Pestiziden, Kosmetik, Verpackungsmaterial (für Lebensmittel und andere Dinge) und bestimmten Lebensmitteln selbst – mit einer verstärkten Körperfettproduktion in Zusammenhang bringt. Der Biologe Bruce Blumberg von der University of California in Irvine bezeichnet Toxine, die Adipositas fördern, als *Obesogens*; auf Deutsch würde man eher von »adipogenen Fremdstoffen« sprechen – also nahrungsmittelunüblichen Stoffen, die Übergewicht begünstigen. In diesem Buch nennen wir sie schlicht »chemische Dickmacher« oder »adipogene Chemikalien«. Noch einmal zum Mitschreiben: Es gibt in unserer Umgebung zahlreiche chemische Substanzen, die uns dick machen.

Chemische Dickmacher bringen den Stoffwechsel dazu, auf Fetteinlagerung umzuschalten und Körperfett nur zögerlich zu verbrennen. Deshalb fällt uns das Abnehmen oft so schwer, ganz besonders in den Industrienationen, in denen die Gesellschaft seit

Mitte des letzten Jahrhunderts massiv auf Chemie gesetzt hat. In anderen Teilen der Welt werden weit weniger stark verarbeitete Produkte verzehrt, und die Menschen essen mehr naturnahe Lebensmittel aus der Region.

Für einen von Toxinen lahmgelegten Stoffwechsel gibt es aus wissenschaftlicher Sicht kein Heilmittel. Die einzig bekannte Gegenmaßnahme ist daher die Prävention – und daher sollten Sie für eine möglichst giftfreie Umgebung und Ernährung sorgen.

Die Detox-Kur für zu Hause

Eigentlich soll uns die Chemie den Alltag erleichtern. Für ein langes, gesundes Leben sollten wir schädliche Stoffe aber besser aus der häuslichen Umgebung und aus unserer Nahrung verbannen. Toxine verbergen sich mitunter an überraschenden Orten, zum Beispiel in der Antihaftbeschichtung der Bratpfanne, in den Frischhaltebeuteln, -folien oder -dosen in unseren Küchenschubladen oder im Trinkwasser. Mitunter stecken sie auch in den Lebensmitteln, die wir nach Hause schleppen (Maissirup ist eine der verbreitetsten adipogenen Chemikalien). Andere Stoffe finden sich im Bad, in unseren Kosmetika und Haarpflegeprodukten und im Duschvorhang. Wenn wir uns den Staub eines langen Tages vom Leib spülen, belasten wir den Körper in Wahrheit mit praktisch jeder Haarwäsche und jeder Dusche mit weiteren Schadstoffen.

Chemische Dickmacher lauern auch in Hof und Garten: Sie stecken in den Unkrautvernichtern und Insektenbekämpfungsmitteln, die den Rasen grün halten und die Tomaten rot werden lassen. Wer sich nicht ausschließlich von Biolebensmitteln ernährt, bekommt mit jedem Obst- und Gemüseeinkauf auch ein paar adipogene Chemikalien mitgeliefert.

Von elektronischen Geräten ganz zu schweigen: Wir sorgen uns um elektromagnetische Strahlung und ignorieren, was längst bekannt ist: dass die Schwermetalle und Kunststoffe, aus denen unsere Telefone, Fernseher und Computer bestehen, unablässig Gift absondern.

Das wollen Sie alles lieber gar nicht wirklich wissen? Mich hat es auch schier umgehauen. Das Ganze ist ziemlich ernüchternd, aber die Faktenlage ist eindeutig.

Selbst in unseren Medikamenten lauern chemische Dickmacher und in den Arzneimitteln, die Tieren aus konventioneller Haltung verabreicht werden und über diesen Weg irgendwann auf unserem Teller landen, ebenfalls. Solche Substanzen machen dick, hemmen die Libido, bringen die Gehirnchemie durcheinander (was uns Kopfschmerzen, Depressionen und Schlafstörungen beschert) und unser gesamtes Hormonsystem. Kurz: Sie schaden uns ganz massiv.

Natürlich will niemand auf alle Annehmlichkeiten der modernen Welt verzichten. Doch schon mit ein paar einfachen Maßnahmen können wir die Schadstoffbelastung in unserem Zuhause senken:

- Keine beschichteten Töpfe und Pfannen verwenden. Besser geeignet ist Kochgeschirr aus Gusseisen, Glas, Keramik, rostfreiem Stahl oder Kupfer.
- Vorratsdosen aus Kunststoff durch solche aus Glas ersetzen. Auch für Wasser lieber Flaschen aus Aluminium oder Glas verwenden.

- Möglichst wenig Lebensmittel aus der Dose kaufen. Die meisten Dosen sind innen dünn mit Kunststoff beschichtet. Frische oder tiefgefrorene Lebensmittel sind in Bezug auf den Gehalt an chemischen Dickmachern immer vorzuziehen.
- Frischfleisch, Fisch oder Geflügel lieber in Papier einwickeln lassen als in Plastik. Abgepacktes Fleisch aus dem Supermarkt vor der Zubereitung gründlich waschen.
- Leitungswasser filtern, um die mögliche Schadstoffbelastung zu senken. Optimal ist ein Umkehrosmosefilter, aber auch Systeme mit Aktivkohlefiltern funktionieren sehr gut.
- Auf Spraydosen weitgehend verzichten, insbesondere auf angebliche »Lufterfrischer« und Haarspray. Sinnvoller sind Haarpflegeprodukte nach Biorichtlinien und duftende Bienenwachskerzen mit Baumwolldocht.
- Kosmetika, Shampoos und Seifen sollten umweltfreundlich sein, aus Bioproduktion stammen und auf mineralischer Basis hergestellt sein.
- »Grüne« Reinigungsmittel und Waschmittel verwenden.
- Wählen Sie möglichst oft Bioprodukte anstelle von Produkten, die folgende Substanzen enthalten: Bisphenol A (BPA), Parfüm, Propylenglykol, Methacrylat, Benzahldehyd, Octinoxat, Isopropylmyristat, Polymethylmethacrylat, Phthalate, EDTA (Ethylendiamintetraessigsäure), Parabene aller Art, Natriumlaurylsulfat, Butylhydroxytoluol (BHT), Propylenglykol, Carbomere und Cocamide.
- Mindestens dreimal pro Woche in der Sauna schwitzen. So kann der Körper Toxine leichter ausscheiden. Auch durch schweißtreibenden Sport können wir Umweltgifte loswerden.

Bereits wenn Sie einen Teil dieser Vorschläge umsetzen, geben Sie Ihrem Körper die Chance zu entgiften und sich gegen eine Gewichtszunahme zu wehren. Greifen Sie auch entsprechende Tipps der Verbraucherzentralen auf – gerade beim Putzen kommt man mit Hausmitteln wie Essig und Zitronensaft schon sehr weit.

Nahrung als Medizin

Wenn wir schon dabei sind, unsere häusliche Umgebung toxinfrei zu gestalten, sollten wir auch gleich alle Schadstoffe aus unserer Ernährung verbannen.

Durch bewusstes Meiden von Nahrungsgiften erleichtern wir dem Körper den Gewichtsabbau, senken das Risiko für hormonabhängige Erkrankungen (wie Diabetes, bestimmte Krebsformen oder Herzerkrankungen) und helfen unserer Laune, unserem Sexualleben und unserer Tatkraft insgesamt auf die Sprünge.

Welche Stoffe wir unserem Körper zuführen, hat einen entscheidenden Einfluss auf all seine Funktionen. Bestimmte Dinge sollten ganz klar tabu sein, weil sie uns dick und krank machen. Eine Paleo-Frau raucht nicht, isst keinen weißen Zucker und mäßigt sich beim Alkoholkonsum. (Ein Glas Prosecco bei besonderen Anlässen ist davon natürlich ausgenommen.) Auch was Koffein angeht, halten wir uns ein wenig zurück, und wir kaufen nach Möglichkeit frische Bioprodukte und Fleisch aus artgerechter Haltung.

Es gibt noch einige weitere Möglichkeiten, uns vor toxischen Belastungen aus Ernährung und Umwelt zu schützen:

- **Grünes Blattgemüse.** Ob dunkelgrün oder hellgrün – Grünzeug spürt freie Radikale auf wie eine Drohne. Es ist reich an Chlorophyll und lässt die Leber auf Hochtouren laufen, was ganz wesentlich ist für die Entgiftung des Körpers.
- **Frisches Obst und Gemüse** in allen Regenbogenfarben. Farben sind ein Hinweis auf Vitamine und Mineralstoffe. Je intensiver sie leuchten, desto mehr tragen sie dazu bei, dass unser Körper Toxinen die Stirn bieten kann. Das gilt übrigens auch für Kräuter und Gewürze.
- **Biologisch einkaufen!** Schon nach einer Woche Bioernährung scheidet der Körper gespeicherte Pestizidrückstände aus. Auch wenn nicht immer und überall Bioprodukte erhältlich sind: Ihr Körper wird es Ihnen danken, wenn Sie ihn überwiegend mit unbelasteter Nahrung versorgen.
- **Mehr Antioxidantien.** Insbesondere Beeren, Kreuzblütler (Kresse, Brokkoli, Blumenkohl, Weißkohl und ähnliches Kohlgemüse), dunkelgrünes Blattgemüse, Tomaten, Avocados und Nüsse sind mit ihrem hohen Gehalt an Antioxidantien die »Feuerwehr« der Natur. Diese Substanzen beseitigen Entzündungsherde, die Gelenkschmerzen und Hautprobleme wie Schuppenflechte und Akne hervorrufen können. Zugleich fördern sie das Zellwachstum und tragen zur Entstehung einer zellulären Schranke gegen freie Radikale bei. Freie Radikale entziehen anderen Zellen Elektronen, um selbst stabiler zu werden, und stören auf diese Weise wichtige körperliche Vorgänge. Freie Radikale beschleunigen die Alterung, regen Bildung von Ablagerungen in den Arterien an, unterdrücken das Immunsystem, stören die Verdauung und schädigen Sexualorgane und Lunge.

- **Darmsanierung.** Eine gesunde Darmflora sorgt für einen regelmäßigen Stuhlgang und hilft gegen latente Infektionen wie zum Beispiel Hefepilzbesiedelung, Allergien und verschiedene Magen-Darm-Erkrankungen.
- **Viel gefiltertes Wasser trinken.** Nichts verdünnt Gifte so gut und hat eine solche Reinigungswirkung wie das gute alte H$_2$O.

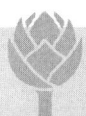

NEIN ZU GENETISCH VERÄNDERTEN ORGANISMEN

Ganz oben auf der langen Liste, was wir zum Schutz der Gesundheit tun sollten, steht das Meiden von genetisch modifizierten Organismen, ob von Pflanzen, Tieren oder Bakterien. Bei diesen Lebewesen wird die Genstruktur und damit im Grunde der gesamte Organismus durch gezielte Eingriffe künstlich verändert. Auf diese Weise entstehen beispielsweise Maissorten, die resistent gegen Pflanzenschutzmittel und Krankheiten sind. Inzwischen ist ein großer Teil unserer Nahrungsmittel labortechnisch verändert, und das Ergebnis dieses Zusammenspiels moderner Technologie mit der Gier der Konzerne sind landwirtschaftliche Erzeugnisse, denen wir misstrauen sollten. Das zentrale Anliegen der großen Biotechfirmen ist sicher nicht unser Wohlergehen! Ich weiß nicht, wie Sie darüber denken, doch ich persönlich halte die Patentierung unserer Nahrungsmittel für keine gute Idee.

Manche Konzerne verpflichten die Bauern vertraglich, kein genmanipuliertes Saatgut aus eigenem Anbau zu verwenden.

Sie müssen also jedes Jahr neues Saatgut kaufen, anstatt es aus der Ernte des Vorjahrs beiseitezulegen. Eine Ertragssteigerung ist bei genmanipulierten Feldfrüchten interessanterweise nicht zu verzeichnen. Genmanipulierte Erzeugnisse schaden dem Körper, der Gesellschaft, den Bauern und der Umwelt. Es gibt diverse Argumente, sie von unseren Tellern zu verbannen:

- Wir wissen nichts über die langfristigen gesundheitlichen Folgen des Verzehrs genmanipulierter Lebensmittel. Die wenigen Studien, die es gibt, wurden meist von genau den Konzernen finanziert, die in Gentechnik investiert haben. Ihnen ist natürlich daran gelegen, Politik und Öffentlichkeit davon zu überzeugen, dass gentechnisch veränderte Nahrungsmittel gesundheitlich unbedenklich sind. Kritischen Verbrauchern ist bewusst, dass das Fehlen von unabhängigen Langzeitstudien und Tests unter Umständen katastrophale gesundheitliche Folgen haben könnte.
- Bei genmanipulierten Pflanzen wie Soja, Mais, Baumwollsamen oder Raps wurden Fremdgene in die DNA eingeschleust. Diese Gene stammen von Organismen (Bakterien oder Viren), die vorher nicht auf dem menschlichen Speisezettel standen. Die Gentechnik überträgt Gene über die natürlichen Grenzen zwischen den Arten hinweg. Dazu werden Labortechniken verwendet, die mit natürlichen Zuchtbemühungen nichts mehr gemein haben. Das Einfügen von Genen erfolgt entweder durch das »Einschießen« mittels einer Genkanone oder durch Nutzung von Bakterien, die

in die Zelle eindringen und die Fremd-DNA dort abliefern. Durch Klonen entstehen dann Pflanzen mit verändertem Erbmaterial. Wie diese veränderten Organismen das vielfältige Wechselspiel im Körper beeinflussen, ist nicht bekannt.

- Es ist für den Verbraucher nicht ohne weiteres ersichtlich, ob bei der Produktion eines Nahrungsmittels Gentechnik zum Einsatz kam. Während meiner Arbeit an diesem Buch waren Lebensmittel, die gentechnisch veränderte Organismen enthalten, in Amerika nicht kennzeichnungspflichtig, auch wenn einige Bundesstaaten an entsprechenden Gesetzen arbeiten. Schon jetzt sind die Angaben zu Inhaltsstoffen und Nährstoffgehalt häufig schwer zu verstehen, und man weiß kaum, wie viel Nährwert ein Produkt tatsächlich hat. Wenn wir jedoch gar nicht mehr erfahren, was in einem Lebensmittel steckt, wird es immer schwieriger, sich gut und gentechnikfrei zu ernähren. Die Europäische Union hat gentechnisch veränderte Lebensmittel zwar bisher verboten, ebenso Australien, Japan und zwei Dutzend andere Staaten. Allerdings sind gentechnisch veränderte Futterpflanzen bei der Fleisch-, Eier- und Milchproduktion auch in Europa der Regelfall. Eine Kennzeichnungspflicht gibt es hier nicht. Der einzige Ausweg ist, Erzeugnisse aus biologischer Landwirtschaft zu kaufen.

- Gentechnik reduziert die natürliche Artenvielfalt. Das Grundprinzip der evolutionären Entwicklung, das vorsieht, dass jeweils der am besten an seine Umgebung angepasste Organismus die besten Überlebenschancen hat, wird damit außer Kraft gesetzt. Die aus der Evolution hervorgegangenen Arten sind von Natur aus robuster. Deshalb sind hochgezüchtete Nutztiere gesundheitlich häufig anfälliger. Die genetische Manipulation von Pflanzen bringt oft unbeabsichtigte Nebenwirkungen mit sich, zum Beispiel was das Verhalten bei Dürre oder die Widerstandsfähigkeit gegen bestimmte Pilze und Schädlinge angeht – ein Gen hat eben nicht nur eine Wirkung. Gentechnisch manipuliert Pflanzen sind meist so verändert, dass sie gegen bestimmte Unkrautvernichtungsmittel (Herbizide) unempfindlich sind; in der Folge werden diese Herbizide massenhaft eingesetzt und führen zum Aussterben anderer, natürlich entstandener Arten. Einige gentechnisch veränderte Pflanzen wurden darüber hinaus so verändert, dass sie Gift absondern, um sich gegen Fressfeinde zur Wehr zu setzen. Dieses Gift schädigt jedoch auch andere Organismen. Dazu kommt, dass sich die Weiterverbreitung von gentechnisch veränderten Pflanzen und ihren Erbinformationen in der Natur nicht kontrollieren lässt. Für die Landwirtschaft und die Gesellschaft kann das schlimme Folgen haben.

- Studien an gentechnisch manipulierten Organismen erscheinen wenig vielversprechend, was das immer wieder vorgebrachte Versprechen angeht, durch Gentechnik werde die Nahrungsmittelproduktion revolutioniert. Langfristige

Ertragssteigerungen durch den Einsatz gentechnisch veränderten Saatguts konnten bisher nicht nachgewiesen werden, und die Landwirtschaft setzt mehr Pestizide ein als je zuvor. Aus Indien gibt es Berichte, nach denen Schafe, Büffel und Ziegen zu Tausenden starben, als sie nach der Ernte auf Feldern weideten, auf denen genetisch manipulierte Baumwollpflanzen gewachsen waren. Andere Tiere wurden krank, oder es kam zu Störungen bei der Fortpflanzung. Eine Studie von australischen und US-amerikanischen Forschern belegt, dass Schweine bei Fütterung mit gentechnisch verändertem Mais vermehrt mit Krankheiten zu kämpfen haben.

Gentechnikfreie Ernährung

1. Kaufen Sie genetisch unveränderte Produkte mit Biosiegel oder mit dem Siegel »Ohne Gentechnik« des Verbandes Lebensmittel ohne Gentechnik. Geben Sie Ihr Wissen über die Problematik auch an Familie und Freunde weiter.

2. Nutzen Sie die kostenlose App von barcoo, um durch Scannen des Barcodes zu prüfen, ob ein bestimmtes Produkt laut Aussage des Herstellers gentechnikfrei ist.

3. Informieren Sie sich im Internet, zum Beispiel bei den Verbraucherzentralen oder in der Produktdatenbank des Verbands Lebensmittel ohne Gentechnik (VLOG e.V.). In Österreich laufen viele Fäden bei der ARGE Gentechnikfrei zusammen.

4. Beteiligen Sie sich an Petitionen und Kampagnen gegen

Gentechnik, wie sie beispielsweise in Reformhäusern und Bioläden ausliegen oder aber über Organisationen wie Greenpeace oder Foodwatch e.V. initiiert werden.

5. Essen Sie keine industriell verarbeiteten Lebensmittel, die nicht ausdrücklich als »gentechnikfrei« gekennzeichnet sind, und achten Sie bei Produkten, die Mais, Soja und Raps enthalten (Sojamehl, Maismehl, Maisgrieß, Maisstärke, Soja-, Mais- oder Rapsöl sowie Sojalecithin oder Glukosesirup als Lebensmittelzutaten) auf die Herkunft beziehungsweise bei Eiern, Milchprodukten und konventionell erzeugtem Fleisch auf gentechnikfreie Futtermittel und Herstellungsprozesse.

Neben dem bewussten Konsum sollten Sie beim Kampf gegen Toxine den Einfluss von Sport nicht unterschätzen. Wenn wir ordentlich ins Schwitzen kommen, schüttet der Körper alle möglichen hilfreichen Substanzen in unser Blut aus und sondert gleichzeitig mit dem Schweiß unerwünschte Stoffe ab. Außerdem erinnern wir uns beim Training eher daran, ausreichend zu trinken.

Wir haben zwar nicht vor, in die Steinzeit zurückzukehren, können uns aber so gut wie möglich an der chemiefreien Lebensweise unserer Vorfahren orientieren. Vollwertige, frische Lebensmitteln aus ökologischem Anbau bringen uns in dem Bemühen, unseren Körper wieder in Form zu bringen und seine Energieressourcen voll zu erschließen, ein großes Stück voran.

Kohlenhydrate, ja oder nein?

Seit 25 Jahren wird uns vorgebetet, dass wir möglichst wenig Kohlenhydrate zu uns nehmen sollten, wenn wir abnehmen möchten. Natürlich kann man Kohlenhydrate vom Speisezettel streichen. Tatsächlich nimmt man dabei ab und denkt spontan: *Hey, gar nicht so übel.* Spätestens nach einigen Wochen setzt jedoch das Gefühl ein, wir würden verhungern, und die Brötchen kommen uns doppelt so knusprig vor wie einst. Wir fangen an, von Bratkartoffeln oder ein paar Stückchen Baguette zu träumen, von einer Kugel Eis und anderen Köstlichkeiten. Irgendwann reicht es uns, wir denken: Lieber dick und zufrieden als schlank und verhungert, und schon geht das Futtern wieder los. Anschließend haben wir zwar keine Hungerattacken mehr, die Jeans kneift allerdings stärker als vorher. Wozu also das Ganze?

Das Problem liegt darin, dass die meisten von uns keine Ahnung davon haben, dass es Kohlenhydrate gibt, die unser Körper unbedingt benötigt, und andere, die wir besser weglassen sollten.

Beginnen wir mit dem Wesentlichen: Kohlenhydrate liefern unserem Körper die Nährstoffe, die ihn am Laufen halten. Die Energie, die in Kohlenhydraten steckt (und vom Körper zu Zucker zerlegt wird), brauchen wir zum Muskelaufbau, für ein gut funktionierendes Nervensystem, für den Aufbau und Erhalt der Zellen und für einen ausgeglichenen Hormonhaushalt. Aufgrund der geschickten Marketingstrategien der Lebensmittelindustrie herrscht mittlerweile jedoch allgemeine Verwirrung darüber, welche Kohlenhydrate uns guttun und welche nicht. Deshalb möchte ich an dieser Stelle die wichtigsten Fakten ganz einfach darlegen.

1. **Einfache Kohlenhydrate** sind Kohlenhydrate, die im Grunde einzig und allein aus Zucker bestehen. Diese Kohlenhydrate sollten wir meiden. Der Verzehr einfacher Kohlenhydrate ist, als ob wir reinen Traubenzucker essen würden. Unser Blut wird derart mit Glukose überversorgt, dass der Insulinspiegel in die Höhe schießt wie eine Rakete. Solche »Lebensmittel« lösen in uns eine Art Zuckerschock aus. Kennen Sie das? Sie haben lange nichts gegessen und gönnen sich jetzt auf die Schnelle ein Stück vom Geburtstagskuchen oder ein süßes Gebäckteilchen. Erst bekommen Sie einen Energieschub, doch nach spätestens ein bis zwei Stunden folgt unweigerlich das Tief. Eine derartig schnelle Glukoselieferung ist für die Verdauung und den Stoffwechsel wirklich ein Schock – und sie macht dick.

Einfache Kohlenhydrate stecken in allen Weißmehlerzeugnissen wie Nudeln, Brot und Backwaren, aber auch in allem, was Zucker, Fruchtsaft, Maissirup und Konfitüre enthält, außerdem in allen bunten, süßen Frühstückscerealien. (Ein weiterer Grund, Nährwertangaben und Inhaltsstoffe auf der Verpackung zu lesen.)

Kurz: Wir sollten keine einfachen Kohlenhydrate essen, weil sie unseren Stoffwechsel nur durcheinanderbringen.

2. **Komplexe Kohlenhydrate** liebt unser Körper. Auch sie enthalten Zucker, aber aufgrund ihrer komplexen Zusammensetzung braucht der Körper deutlich länger und muss mehr arbeiten, um sie zu zerlegen und aufzunehmen. Diese langsame Verwertung bewirkt eine ebenso langsame, aber stetige Energieversorgung. Der Insulinspiegel bleibt stabil, und wir bleiben satt, gut gelaunt und konzentriert. Genau das, was wir wollen.

Paleo-Frauen bekommen komplexe Kohlenhydrate zum Beispiel aus dunkelgrünem Blattgemüse, Früchten und Kreuzblütlern (dazu gehören alle Kohlsorten).

Vor der industriellen Revolution (bis etwa 1900) waren komplexe Kohlenhydrate ein Grundbestandteil der Ernährung. Dementsprechend war Übergewicht auch noch kein Massenphänomen. Mittlerweile essen wir statt Lebensmitteln aus der bäuerlichen Landwirtschaft hauptsächlich industriell verarbeitete Produkte. Und genau das ist das Problem bei der Unterscheidung von einfachen und komplexen Kohlenhydraten: Heute mischen die Konzerne raffinierten Zucker und unterschiedlichste chemische Zusätze in unsere »guten« Paleo-Kohlenhydrate und preisen uns diese Dickmacher aus dem Labor von Doktor Frankenstein in attraktiven Verpackungen als »gesund« an. Aber darauf fallen wir nicht mehr herein!

3. **Unverdauliche Kohlenhydrate (Ballaststoffe)** kann unser Verdauungstrakt nicht zerlegen, daher liefern sie keine nennenswerte Energie. Andererseits halten genau diese Nahrungsbestandteile die Verdauungstätigkeit so gut in Gang, dass der Körper exakt die Menge an gesunden Kohlenhydraten, die er benötigt, aufnehmen und den Rest ausscheiden kann – mit Bal-

lastsoffen tun wir unserem Körper also etwas wirklich Gutes. Ballaststoffe stecken ausschließlich in Lebensmitteln pflanzlicher Herkunft, zum Beispiel in Nüssen, gemahlenem Leinsamen und frischem Obst. Verwenden Sie solche Lebensmittel immer frisch, ob roh, gegart oder gepresst.

Warum Low-Carb keinen Sinn macht

Wenn Sie wie ich die Diättrends der letzten Jahre mitverfolgt haben, ist Ihnen »Low Carb« sicher ein Begriff. Die Verfechter von Low-Carb-Diäten predigen einen weitgehenden Verzicht auf Kohlenhydrate. Wenn wir jedoch zu wenige Kohlenhydrate aufnehmen, entziehen wir dem Körper lebensnotwendige Energie. Im Stoffwechsel kommt es zu einem Dominoeffekt, der eine Fülle an Fehlfunktionen auslöst. Ohne ausreichende Versorgung mit den richtigen Kohlenhydraten muss der Körper seine Energie aus anderen Quellen beziehen, etwa, indem er Proteine zerlegt. Damit kommen wir allerdings vom Regen in die Traufe: Wenn die aufgenommenen Proteine als Treibstoffquelle dienen müssen, können damit keine neuen Zellen aufgebaut werden, und sie stehen auch für die Hormonregulierung nicht zur Verfügung. Ohne eine ausreichende Kohlenhydratversorgung kann der Körper nicht einmal Fett verbrennen – denn auch dazu brauchen wir Kohlenhydrate. In der Folge erzeugt der Körper Ketone, ein Nebenprodukt der aus dem Lot geratenen Fettverwertung. Der Zustand der Ketose dämpft zwar den Appetit, doch das ist ein Zeichen, dass der Stoffwechsel in Schockstarre verfallen ist. Bei extrem kohlenhydratarmer Ernährung droht Dehydrierung (Wassermangel), wir können nicht mehr klar denken, und unsere Muskeln, die jetzt als Treibstofflieferanten angegriffen werden, werden geschwächt. Man nimmt also tatsächlich vorübergehend etwas ab, allerdings auf Kosten der körperlichen und geistigen Leistungsfähigkeit.

Was also empfiehlt sich? Es gibt ein paar einfache Regeln, die uns helfen, den Überblick über die drei Kohlenhydratformen (einfach, komplex und unverdaulich) zu behalten und unseren Körper optimal mit Kohlenhydraten zu versorgen:

1. Essen Sie ausreichend komplexe Kohlenhydrate. Wichtige natürliche Quellen für komplexe Kohlenhydrate sind frisches Obst und Gemüse in jeder Form – von Süßkartoffeln über Kürbis bis zu Bohnen.
2. Reduzieren Sie den Konsum von Fruchtsaft und allen stark verarbeiteten Getreideerzeugnissen. Darunter fällt alles, was man fertig abgepackt kaufen kann, also Kekse, Chips, Brot, Cracker, Frühstückscerealien und vieles mehr.
3. Essen Sie keinen Zucker (egal in welcher Form), keinen Sirup, keine Konfitüre und keinerlei Produkte mit Zuckerzusätzen.

Zucker als Energieräuber

Unser Körper wird in erster Linie durch vom Stoffwechsel erzeugten Zucker am Laufen gehalten – wieso ist Zucker dann so schädlich?

Zucker hat eine extrem zerstörerische Wirkung auf unseren Organismus. Und der moderne Mensch erstickt buchstäblich in Zucker. 2012 schätzte das amerikanische Landwirtschaftsministerium USDA den Pro-Kopf-Verbrauch der US-Bürger auf etwa

21 Kilogramm Zucker und 16 Kilogramm Fruktosesirup (Maissirup) pro Jahr. Pro Tag sind das also rund 100 Gramm! Die Zahlen für Europa sind vergleichbar: Hier wird vor allem Raffinadezucker aus Zuckerrüben produziert und verbraucht, im Schnitt fast 40 Kilogramm pro Kopf – damit sind wir ebenfalls bei rund 100 Gramm pro Tag.

Diese Menge sollte allein schon erschreckend genug sein, aber es kommt noch dicker: In den letzten 30 Jahren ist die Anzahl der Patienten mit Typ-2-Diabetes, Bluthochdruck, Herzerkrankungen und Krebs massiv in die Höhe geschnellt – bei all diesen Erkrankungen kann übermäßiger Zuckerkonsum eine Rolle spielen.

Das weiße Verderben

In gewisser Hinsicht gleicht jeder heutige Supermarkt blitzsauberen, postmodernen Drogenumschlagplätzen. Wann immer wir ein vor Zucker strotzendes Produkt aus dem Regal nehmen, sollten wir uns das Bild eines Kokainjunkies vor Augen führen, der im Waschraum schnell sein Kokain schnieft. Diese Analogie mag dem einen oder anderen absurd erscheinen – ist sie aber nicht. Denn Zucker macht genauso süchtig wie Crack; er bedient sogar dieselben Dopaminrezeptoren in den Genusszentren unseres Gehirns. Die Natur hat den menschlichen Körper und das menschliche Gehirn nicht auf einen hohen Zuckerbedarf ausgerichtet. Wenn wir jedoch irgendwo auf Zucker stoßen, können wir gar nicht genug davon bekommen. Die Genusszentren wollen unbedingt immer mehr davon, einen Aus-Schalter gibt es nicht.

Lassen Sie also lieber die Finger von dem weißen Gift und hüten Sie sich vor dem bösen Zwilling, Fruktosesirup, den die Lebensmittelindustrie inzwischen so vielen Produkten zusetzt. Fruktose ist ungesund, und der sehr stark fruktosehaltige Maissirup (HFCS, High-Fructose Corn Sirup), der in den USA den weißen Zucker fast von seinem Spitzenplatz verdrängt hat, ist das Allerschlimmste. Auf deutschen Zutatenlisten finden Sie ihn auch als Glukose-Fruktose-Sirup. Fruktose ist schlichtweg deshalb ein mittlerweile so stark verbreitetes Süßungsmittel, weil Herstellung und Transport billig sind. Fruktose (Fruchtzucker) ist nicht dasselbe wie Glukose (Traubenzucker). Dass sie von Natur aus in Früchten vorkommt, heißt nicht, dass sie gesund ist oder dem Körper guttut. Zur Erklärung: Raffinierter weißer Zucker (Saccharose) besteht je zur Hälfte aus Fruchtzucker und Traubenzucker. Bei Maissirup verschiebt sich das Verhältnis zu 55 Prozent Fruchtzucker und 45 Prozent Traubenzucker. Der Fruktoseanteil kann nur von der Leber verarbeitet werden, während der Glukoseanteil aus Traubenzucker von jeder Körperzelle umgesetzt werden kann. Die Verarbeitung der Fruktose stellt eine erhebliche Belastung für die Leber dar, wohingegen sie am Glukosestoffwechsel nur zu 20 Prozent beteiligt ist. Wenn die Leber zu viel Fruktose erhält, kann der Körper diesen Stoff nicht schnell genug abbauen.

Zugesetzte Fruktose (wohlgemerkt spreche ich hier nicht von der Fruktose, die wir beim Verzehr frischer Früchte zu uns nehmen) schadet Leber, Stoffwechsel, Hormonsystem und Gefäßsystem in hohem Maße. Limonaden, sogenannte »Sport-Drinks« und andere fruktosehaltige Getränke sind die reinste Giftinjektion: Mit jeder Dose, die wir in uns hineinkippen, setzen wir die Leber unter Schock.

Das Süßungsmittel Fruktose hat unter anderen folgende Wirkungen:

- Von 120 Kalorien aus Fruktose speichert der Körper umgehend 40 in Form von Fett. Beim Verzehr von 120 Kalorien in Form von Glukose wird hingegen nicht einmal eine Kalorie in Fett umgewandelt.
- Im Fruktoseschock erzeugt die Leber zu viel Harnsäure, was wiederum den Blutdruck ansteigen und die Entzündungsneigung zunehmen lässt. (Die schweren Gelenkschmerzen bei Gicht, die auf einen überhöhten Harnsäuregehalt im Blut zurückgeht, treten bei Menschen, die zu viel Fruchtzucker zu sich nehmen, häufig auf.)
- Ein hoher Fruchtzuckerverzehr führt zu Insulinresistenz und Fetteinlagerungen in Muskeln, Leber und anderen wichtigen Organen. Insulinresistenz ist ein Frühstadium von Typ-2-Diabetes, der zahllosen Gesundheitsproblemen Tür und Tor öffnet.
- Der Körper braucht Glukose. Wenn er stattdessen Fruktose erhält, schaltet er eher auf Fetteinlagerung als auf Fettverbrennung.
- Studien zufolge beeinträchtigt Fruktoseverzehr die Hirnfunktion und dämpft die Signale der Synapsen. Dies wiederum schränkt die Lern- und Merkfähigkeit ein. Möglicherweise ist es auch eine Erklärung für die Zunahme an Kindern mit Aufmerksamkeitsdefiziten mit oder ohne Hyperaktivität (ADHS oder ADHD) oder vergleichbaren Auffälligkeiten. Es gibt auch Hinweise, dass ein zu hoher Fruktoseverzehr am Entstehen von Alzheimer beteiligt sein könnte.
- Fruktose steigert die Entzündungsneigung, was zur Entstehung von Autoimmunkrankheiten beitragen kann, die mit Gelenkentzündungen, Herzproblemen und natürlich Übergewicht einhergehen.

Das Schwierigste an Paleo ist der Zuckerverzicht. Es ist sehr anstrengend, Zucker vollständig vom Speisezettel zu streichen. Denn wir sind körperlich süchtig danach. Ein radikaler Entzug geht meistens schief. Hilfreicher ist es, den Zuckerkonsum bewusst zu reduzieren und dafür mehr Proteine und Fette zu essen. Der Körper gewöhnt sich rasch an das gute energiegeladene Gefühl.

Mit einem übermäßigen Verzehr an Kohlenhydraten und Zucker hindern wir den Körper an einer sinnvollen Verstoffwechselung (und Verbrennung) von Fett. Unser Körper kann Kohlenhydrate nur in begrenztem Maß verwerten und die Überschüsse kaum anders einlagern als in Form von Fett. Deshalb kommt es mit zunehmendem Alter zur Bildung von Bauchfett: Der Körper zeigt damit an, dass wir zu viele Kohlenhydrate verzehren.

So bleibt der Insulinspiegel stabil

Der Verzehr von Zucker wirkt sich direkt auf den Blutzuckerspiegel aus. Sobald zu viel Zucker im Blut ist, schrillen im Körper die Alarmglocken. Der Insulinspiegel steigt steil an, und dieses Übermaß an Insulin lehrt den Körper auf die Dauer, nicht mehr auf dieses Hormon zu reagieren. Es kommt zur Insulinresistenz. Wenn zu viel Insulin im Blut ist, hat dies unangenehme Folgen:

- Ein erhöhter Insulinspiegel unterdrückt die Produktion der Hormone Glukagon und Somatotropin [auch Wachstumshormon (GH) genannt]. Mittels Glukagon wird gespeichertes Fett zu Zucker umgebaut, wohingegen Somatotropin zum Aufbau magerer Muskelmasse benötigt wird.
- Auch der Appetit gerät durch einen hohen Insulinspiegel

durcheinander. Nach einem großen Teller Nudeln am Abend erwachen wir am folgenden Morgen mit knurrendem Magen. Der Grund dafür ist die schnelle Zuckerspitze durch die kohlenhydratreiche Mahlzeit, die uns nicht längerfristig mit Energie versorgen konnte.

- Zu viel Insulin schränkt die Fähigkeit des Körpers zum Fettabbau ein. Da können wir noch so viel Sport treiben – solange wir zu viel Zucker essen, hält der Körper an jedem Fettpölsterchen fest, als ginge es um sein Leben.

Aus all diesen Gründen müssen Sie ungesunde Kohlenhydrate weglassen und durch gesunde Kohlenhydrate ersetzen. So einfach ist das – und doch so schwer.

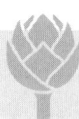

DIE WICHTIGSTEN REGELN IM UMGANG MIT KOHLENHYDRATEN

1. Ein Gramm Kohlenhydrate hat vier Kalorien. Ein Gramm Protein hat ebenfalls vier Kalorien, aber die Verarbeitung im Körper erfolgt völlig unterschiedlich. Kohlenhydrate sind isokalorisch, aber nicht isometabolisch. Proteine hingegen sind isokalorisch und isometabolisch. Das bedeutet, dass 100 Kalorien aus Proteinen – ob aus einem Steak, einem Putenschnitzel oder Eiern – stets dieselbe Wirkung auf den Körper haben. 100 Kalorien Glukose aus Kartoffeln oder Brot und 100 Kalorien aus Zucker (halb Glukose, halb Fruktose) werden hingegen unterschiedlich verarbeitet

und entfalten eine unterschiedliche Wirkung. Da der Stoffwechsel je nach Quelle jeweils anders reagiert, ist eine Kalorie nicht einfach eine Kalorie.

2. Nach dem Verzehr von Kohlenhydraten steigt der Spiegel
   der fettspeichernden Hormone Insulin und Kortisol bis zu
   fünf Stunden lang an. Der Effekt von Proteinen auf den Insulinspiegel ist in der Regel zu vernachlässigen. Nur wenn
   wir zu viele Proteine und zu wenig Fett verzehren, kann
   der Blutzucker ebenfalls ansteigen. Das kommt selten vor,
   sollte aber der Vollständigkeit halber erwähnt werden.

3. Wenn wir Kohlenhydrate durch Proteine ersetzen, verbrennen wir Kalorie für Kalorie mehr Körperfett und bauen besser Gewicht ab. Wenn also zwei Frauen 1800 Kalorien zu
   sich nehmen, wird diejenige, die 15 Prozent davon in Form
   von Proteinen verzehrt, mehr Fett einlagern als diejenige,
   die 25 Prozent in Form von Proteinen isst. Eine kohlenhydratarme, proteinreiche Diät baut in sechs Monaten
   mehr Gewicht ab als fettarme Diäten in einem ganzen Jahr.
   Schluss mit dem Jo-Jo-Effekt!
   Proteine und Fette sind gut fürs Gehirn; Kohlenhydrate eine
   Plage. Proteine und Fette haben als Bausteine für Neurotransmitter Einfluss auf die Biochemie und die Appetitsteue-
   rung im Gehirn. Kohlenhydrate können dieses empfindliche
   Gleichgewicht stören. Man hat uns eingetrichtert, dass Fett
   böse ist, Kohlenhydrate hingegen gut. Aus physiologischer
   Sicht ist das absurd.

4. Es gibt zahlreiche Studien zur richtigen Tageszeit für den

Kohlenhydratverzehr. Bei täglichem Kohlenhydratverzehr kann die ideale Tageszeit davon abhängig sein, wie es einem gerade geht und wie die Fettverbrennung funktioniert. Nach einem Workout bevorzugen viele einen Proteinshake mit Früchten und essen Kohlenhydrate lieber bei der nächsten Mahlzeit. Andere können nach dem Verzehr von Kohlenhydraten am Abend besser einschlafen. Probieren Sie selbst aus, was Ihnen guttut! Wenn Sie auf Stärke völlig verzichten oder diese nur an Sporttagen essen, nur zu!

Jedes Gramm zählt

Wenn ich meine Klientinnen frage, ob sie zu viel Zucker zu sich nehmen, verneinen das die meisten. Sobald ich sie jedoch auffordere, anhand der Lebensmittel in ihrem Kühlschrank und in den Küchenschränken eine kleine Zuckerinventur zu machen, ist der Schreck groß. Denn Zucker verbirgt sich in den unwahrscheinlichsten Produkten, ob im fettfreien Jogurt, im Power-Riegel, im Müsli oder in kalorienreduzierten Energydrinks. Bei Packungsaufdrucken wie »kalorienreduziert«, »fettfrei« oder »zuckerreduziert« sollte man grundsätzlich aufmerken.

Werden Sie zum Zuckerdetektiv und stellen Sie den Energieräuber, wo immer Sie ihn entdecken. Stellen Sie sich vor, Zucker wäre eine hochgiftige Substanz. In Ihrer Küche hat er nichts zu suchen!

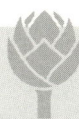 # EIN GRAMM ZUCKER – WAS BEDEUTET DAS?

Das müssen Sie sich einprägen: Ein Teelöffel entspricht vier Gramm Zucker. Merken Sie sich das. Wenn Sie etwas Zuckerhaltiges essen, müssen Sie Ihre persönliche Menge auf vier Gramm pro Portion begrenzen – das entspricht etwa einem Teelöffel Zucker.

Die meisten Fruchtsäfte und Limonaden enthalten zwischen zehn und zwölf Teelöffel Zucker (also 40 bis 48 Gramm) pro 250 Milliliter. Ein Glas Saft liefert also locker zehn Portionen Zucker. Die amerikanische Herzgesellschaft AHA zieht die Grenze für die tägliche Zuckermenge bei 30 Gramm pro Tag (das entspricht 7,5 Teelöffeln, was immer noch zu großzügig ist). Mit einem Glas Saft ist diese Menge bereits weit überschritten. Die empfohlenen 30 Gramm Zucker enthalten rund 120 Zuckerkalorien. Das wären bereits 840 Kalorien pro Woche aus Zucker. Für eine Paleo-Frau, die sich bemüht, diese Grenze nicht zu überschreiten, bedeutet das in der Regel trotzdem, die gewohnte Zuckerzufuhr kräftig zu reduzieren.

Ersetzen Sie Süßigkeiten durch gesunde Proteine und Fette. Auf diese Weise schwinden mit der Lust auf Süßes auch die überflüssigen Pfunde.

Die Kontrolle übernehmen

Gegen die Lust auf Süßes helfen diese Sofortmaßnahmen:

- Frühstücken Sie proteinreich und achten Sie darauf, gesunde Fette zu sich zu nehmen. Damit bekommt der Stoffwechsel Treibstoff, der lange vorhält und den Blutzucker stabilisiert. Steinzeitmenschen haben morgens auch Fleisch, Fisch oder Grünzeug gegessen. Gönnen Sie sich ein Ei, ein Lammkotelett oder ein paar Shrimps und dazu ein paar Nüsse oder Kerne. Und wundern Sie sich nicht, wenn das Nachmittagstief ausbleibt.

- Wenn Sie der Wunsch nach Süßem überfällt, essen Sie stattdessen blutzuckerstabilisierende Proteine oder Fette. Etwas Avocadocreme in einem aufgerollten Stück Putenaufschnitt oder Apfelschnitze mit Mandelmus sind eine bessere Zwischenmahlzeit als ein fettarmer Jogurt. Mit solchen Alternativen geht der Appetit auf Süßes bald zurück.

- Haben Sie genug getrunken? Wir verwechseln leicht Hunger und Durst, und dann essen wir Dinge, die unser Körper gar nicht braucht. Trinken Sie zunächst ein großes Glas Wasser mit einem Spritzer Zitronensaft. Wenn Sie nach ein paar Minuten immer noch Hunger verspüren, hilft vielleicht eine Tasse Grün- oder Kräutertee (ohne künstliche Aromen und Süßungsmittel). Teemischungen mit Zimt oder Süßholz sind auch sehr schmackhaft.

- Schokolade ist ein Allheilmittel. Bei hohem Kakaoanteil hebt sie auch die Stimmung. Bringen wir also unsere Neurotransmitter auf Trab. Das unterstützt nicht nur die biochemischen Vorgänge im Gehirn, sondern erstickt auch alle weiteren Gelüste schon im Keim. Ein Stückchen Bitterschokolade mit min-

destens 70 Prozent Kakaoanteil ist ein Fest für die Dopaminrezeptoren. Ich persönlich habe ein Faible für eine dampfende
Tasse Kakao: Einen Esslöffel Kakaopulver in 250 Milliliter heißes Wasser einrühren und etwas Zimt darüberstreuen. Wenn
Sie einen Esslöffel Biokakao in einem Viertelliter heißem Wasser auflösen und dies in ein Glas voller Eiswürfel gießen, bekommen Sie eine feine Eisschokolade.

Natürliche Alternativen?

Viele Frauen gehen davon aus, dass natürliche Zuckerquellen wie
Honig oder Ahornsirup irgendwie gesünder seien als raffinierter
Zucker. Leider werden diese Zuckerarten vom Körper genauso
verarbeitet wie normaler Haushaltszucker. Damit haben sie in der
Paleo-Ernährung im Grunde nichts verloren. In kleinsten Mengen
darf man Rohhonig und Ahornsirup jedoch durchaus genießen,
weil sie anders als raffinierter Zucker auch ein paar weitere Nährstoffe liefern – allerdings in geringstem Umfang.

Honig ist dabei noch das paleofreundlichste Süßungsmittel.
Rohhonig ist absolut unverarbeitet, was man von keinem anderen
Süßungsmittel behaupten kann. Selbst Ahornsirup und Zucker-
rübensirup müssen zunächst verarbeitet werden. Biochemisch be-
trachtet besteht Honig zu 40 Prozent aus Glukose, zu 36 Prozent aus
Fruktose und zu 24 Prozent aus anderen Zuckerarten, je nachdem,
was die Bienen zu sich genommen haben. Das nur als Anhaltspunkt.

Ahornsirup hat einen relativ niedrigen Fruktosegehalt und enthält Spuren von Mangan, Kalium, Eisen und Kalzium. Zucker-
rübensirup ist letztlich Haushaltszucker, dem noch nicht die letzten Nährstoffe (Eisen, Kalzium, Magnesium) entzogen wurden.

Palmzucker ist ein relativ neues Lebensmittel mit hohem Magnesium-, Stickstoff- und Vitamin-C-Gehalt. Agavendicksaft gilt als die Königin der natürlichen Süßungsmittel, und ich habe sie früher sehr geschätzt. Man sollte sich jedoch nicht täuschen lassen: Agavendicksaft besteht zu 90 Prozent aus Fruchtzucker und enthält giftige Saponine. Lassen Sie lieber die Finger davon.

Unabhängig von ihrem Gehalt an Spurenelementen sollten solche Süßungsmittel immer nur in Maßen genossen werden. Honig ist zweifellos »besser« als Zucker, aber das Limit liegt trotzdem bei einem Teelöffel. In der Steinzeit gab es auch nicht ständig Süßes, und schon gar nicht in den heutigen Mengen: In der freien Natur muss man erst einmal an den Bienen vorbeikommen, wenn man Honig haben möchte. Das sollten Sie immer bedenken, wenn Sie sich mal eine Ausnahme gönnen. Einmal die Woche reicht vollkommen aus!

Zuckeraustauschstoffe

Synthetische Süßstoffe sind nichts als Zivilisationsmüll und enthalten kritisch einzustufende Chemikalien. Egal, als wie »natürlich« sie vermarktet werden – sie sind es nicht! Die möglichen Negativauswirkungen künstlicher Süßungsmittel werden recht kontrovers diskutiert. Das sollte uns zumindest aufhorchen lassen. Erhebliche Bedenken bestehen bei Aspartam (auf Verpackungen auch als E 951), Acesulfam-K (E 950), Neotam (E 961), Saccharin (E 954) und Sucralose (E 955), obwohl all diese Stoffe in Europa zugelassen sind. Im Zusammenhang mit künstlichen Süßungsmitteln fallen Begriffe wie *Neurotoxizität, Formaldehyd* oder *chlororganische Verbindung*. Viele Studien liefern Hinweise auf die Nebenwirkungen, die diese künstlichen Zusatzstoffe auf unseren Organismus haben, und einige der Stoffe reichern sich in der Natur an, weil sie nicht natürlich abbaubar sind.

Außerdem ist es so, dass sogenannte »Diätprodukte«, die mit derartigen Zuckeraustauschstoffen versetzt sind, gar nicht zum Gewichtsverlust beitragen. Es gibt genügend Studien, die belegen, dass der Genuss von Diätgetränken mit einem höheren Bauchumfang und höherem Nüchternblutzucker einhergeht. Man wird also trotzdem dick! Als Konsument weiß ich zwar, dass mein Getränk mit Aspartam gesüßt ist, aber mein Körper weiß das nicht. Der süße Geschmack wird von den Geschmacksknospen brav ans Gehirn gemeldet, welches davon ausgeht, dass der Körper gerade eine köstliche Süßigkeit bekommen hat. Weil aber die daraufhin zu erwartende Energie nicht tatsächlich geliefert ist, bleibt der Hunger-Schalter vorsichtshalber angeknipst – und um die Ecke lauert schon die nächste Heißhungerattacke. Mit dem Abnehmen wird es so sicher nichts.

Wenn Sie Wert auf einen schlanken, fitten Körper legen, der jeden Spaß mitmacht, haben Sie keine andere Wahl: Sie müssen Zucker in jeder Form, einschließlich aller künstlichen Süßungsmittel, von Ihrem Speiseplan streichen. Als Gewinn winken ein klarer Kopf, reine Haut, Gewichtsabbau und Muskelaufbau. Wir fühlen uns im Gleichgewicht und zufrieden, ein Zustand, der sich mit keiner Süßigkeit der Welt herstellen lässt.

Zuckeralkohole

Zuckeralkohole haben in der Paleo-Welt rein gar nichts zu suchen. Da sie bei den Anhängern einer kohlenhydratarmen Ernährung jedoch ausgesprochen beliebt sind, möchte ich kurz erklären, welchen Einfluss sie auf den Körper haben. Zuckeralkohole tauchen mitunter in zuckerfreien Eiweißriegeln, Süßigkeiten oder anderen Produkten auf. Sie sind weder Zucker noch (berauschender) Alkohol. Was also stellen sie im Körper an?

Zuckeralkohole sind aus Pflanzen synthetisierte Stoffe. Sorbitol wird aus Maissirup gewonnen, Maltitol aus Algen. In erster Linie bestehen sie aus Zucker und Stärke, doch in einer Form, die der Körper nicht vollständig aufnehmen kann. Sie sind weniger kalorienreich als Zucker und helfen sogar gegen Karies. Deshalb wird Xylitol inzwischen Zahnpasta und Kaugummi beigefügt.

Der hässliche Nebeneffekt von Zuckeralkoholen ist, dass sie Blähungen verursachen, häufig auch weichen Stuhl oder Durchfall. Wie künstliche Süßstoffe können auch sie den Blutzucker beeinflussen. Mannitol ist in dieser Hinsicht am kritischsten zu betrachten, wohingegen Erythritol den Blutzucker wohl am wenigsten irritiert. Wenn der Körper mit Zuckeralkoholen jedoch nicht richtig umgehen kann, haben Sie trotzdem mit oben beschriebenen unangenehmen Folgen zu kämpfen.

Stevia ist ebenfalls umstritten, scheint aber insgesamt noch der beste Zuckerersatzstoff zu sein. *Stevia rebaudiana* ist eine südamerikanische Pflanze, die nach dem Trocknen zu einem pulverförmigen oder flüssigen Süßungsmittel verarbeitet wird. Stevia ist dreihundertmal süßer als Zucker, enthält kaum Kalorien und ist nahezu blutzuckerneutral. Da Stevia nach heutigem Kenntnisstand auch keinerlei giftige Wirkungen hat, ist es der einzige Süßstoff, den ich zur regelmäßigen Verwendung empfehlen kann. Mit Stevia können Smoothies oder heiße Getränke gesüßt werden, und man kann damit kochen und backen. Ich gebe eine kleine Menge Stevia in heißen Kakao und bis zu vier Esslöffel als Zuckerersatz in Backrezepte – Vorsicht jedoch bei der Dosierung, je nach Hersteller haben die Stevia-Pulver eine sehr unterschiedliche Süßkraft.

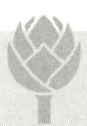

ZUCKER – EINE SUBSTANZ UND IHRE DECKNAMEN

Damit beim Einkaufen nichts Zuckerhaltiges im Wagen landet, müssen Sie detektivischen Spürsinn entwickeln und die Angaben auf den Verpackungen akribisch studieren, denn Zucker hat viele Decknamen.

Bei der Auflistung von Inhaltsstoffen ist die Lebensmittelindustrie erfinderisch. Sie setzt darauf, dass wir ein Produkt weiter kaufen, wenn es uns schmeckt. Bei zuckerhaltigen Produkten zappeln wir schneller am Haken und greifen nächstes Mal gleich wieder zu. Passen Sie auf: Alle unten aufgeführten Inhaltsstoffe sind nur andere Bezeichnungen für Zucker. Sie brauchen nicht alles auswendig zu lernen, doch je mehr Sie sich davon einprägen, desto leichter erkennen Sie diese Bezeichnungen als Warnhinweis auf alles, was dick macht (oder uns dick bleiben lässt). Ich habe auch verschiedene Zuckeralkohole in die Liste aufgenommen (alles, was auf *-ol* endet), die häufig zum Süßen kalorienreduzierter Lebensmittel eingesetzt werden. Im Übrigen ist und bleibt auch Zucker aus biologischem Anbau Zucker und wirkt sich im Stoffwechsel ebenso aus.

- Agaven-
  dicksaft
- Ahornsirup
- Dextran
- Dextrose
- Fruchtsaft
- Fruchtsaft-
  konzentrat
- Frucht-
  zucker
- Fruktose
- Galactose
- Gersten-
  malz
- Glukose
- Glukose-
  Fruktose-
  Sirup (GFS)
- Glukose-
  sirup
- Goldsaft
- HFCS
- Honig
- Invertzucker
- Invert-
  zuckersirup
- Isoglukose

- Isomalt
- Karamell
- Karob
- Kokos-
  zucker
- Laktose
- Malzextrakt
- Maissirup
- Maltitol
- Malto-
  dextrin
- Maltose
- Malzsirup
- Mannit/
  Mannitol
- Mannose
- Melasse
- Melasse-
  rohrzucker
- Milchzucker
- Muscovado
- Palmzucker
- Puderzucker
- Reissirup
- Rohrohr-
  zucker
- Rohrzucker

- Rübensaft
- Rübensirup
- Rüben-
  zucker
- Saccharose
- Sirup
- Sorbitol
- Sucanat
- Trauben-
  zucker
- Urzucker
- Vollrohr-
  zucker
- Zuckerguss
- Zuckerrohr-
  saft
- Zucker-
  rübensirup

Getreide macht dick

Erst seit 10 000 Jahren baut der Mensch Getreide an. In der Menschheitsgeschichte ist dieser Zeitraum nur ein Wimpernschlag – zuvor hat sich unsere Spezies 200 000 Jahre als Jäger und Sammler durchgeschlagen. Je besser die Anbaumethoden wurden, desto mehr stieg der Appetit auf kultiviertes Getreide – und der hat seine Schattenseiten.

Der Grund dafür ist, dass unser Gehirn und unser Körper am besten funktionieren, wenn sie ihre Energie vor allem aus Protein und Fett beziehen. Ja, wir brauchen die Nährstoffe, die Kohlenhydrate uns liefern, um gesund zu bleiben! *Aber:* Es kommt auf das richtige Verhältnis an. Seit Einführung der Landwirtschaft ist unsere Ernährung immer kohlenhydratlastiger geworden, und inzwischen hat der Kohlenhydratanteil ein gesundheitsschädliches Ausmaß angenommen. Hinzu kommt, dass wir unser Essen schon lange nicht mehr selbst anbauen oder erbeuten, sondern eine weitgehend sitzende Lebensweise mit Nahrung kombinieren, die uns Fett ansetzen lassen.

Was können wir dagegen unternehmen? Essen Sie kein Getreide mehr – anders geht es nicht.

Aber wie kann das sein, wo wir doch von allen Seiten hören, dass das morgendliche Vollkornmüsli so gesund ist? Dieser Ernährungsansatz, der propagiert, mehr Kohlenhydrate zu essen, um abzunehmen, treibt mich in den Wahnsinn. Getreideverzehr löst im Gehirn den Wunsch nach mehr leeren Kohlenhydraten aus. Damit kommt ein Teufelskreis in Gang, bei dem wir zu viel von den falschen Nährstoffen essen. Und genau das macht uns dick.

Schluss mit Neokohlenhydraten!

Der wohl meistdiskutierte Aspekt des Paleo-Ansatzes ist, komplett auf Getreide zu verzichten. Nein, es reicht nicht aus, den Zucker vom Speiseplan zu verbannen! Wer seinen Körper nach Paleo-Vorgaben ernährt, lässt alle Neokohlenhydrate weg. Neokohlenhydrate sind seit dem Siegeszug der Landwirtschaft die am meisten verbreiteten Kohlenhydrate; sie stecken in allen Getreidearten, die heute in großem Stil angebaut werden, etwa in Weizen, Mais, Hafer und Roggen. Neben Übergewicht sind auch viele moderne Krankheiten wie Glutenunverträglichkeit oder Zöliakie eine direkte Folge unserer Begeisterung für Neokohlenhydrate.

Zudem hat sich die Art unseres Getreideverzehrs massiv geändert: Früher haben die Bauern ihr Korn auf dem Feld voll ausreifen lassen, bevor die Körner durch Dreschen herausgelöst wurden. Bei der traditionellen Zubereitung weichte man das Getreide häufig ein oder ließ es keimen oder fermentieren, was den Gehalt an Phytinsäure reduzierte und die Verdauung erleichterte. Heute wird Getreide über verrückte Retortentechnik gezüchtet, geerntet, in hocheffizienten Fabriken bis zur Unkenntlichkeit verarbeitet, mit chemischem Feenstaub aus Zucker und Konservierungsmitteln bestreut und uns in verlockend bunten Verpackungen dargeboten.

Doch diese schier atemberaubende Entwicklung bringt massive gesundheitliche Probleme mit sich. Deshalb müssen wir die farbenprächtigen Versprechen der Nahrungsmittelindustrie hinter uns lassen und uns ein Stück Wildnis wiedererobern – die Natur bietet uns eine Fülle an Nahrungsmitteln, mit denen es uns wirklich gut geht.

In der Steinzeit lebten Frauen von der Jagd und von dem, was sie sammeln konnten. Paleo-Kohlenhydrate stammen aus wilden Früchten und Gemüse der jeweiligen Jahreszeit sowie aus bestimmten Wurzeln und Knollen. Heute fallen Yams, Süßkartoffeln, Kürbis oder Topinambur in diese Kategorie. Wer sie einmal probiert hat, wird schnell erkennen, was für köstliche Sattmacher das sind.

Ich will Ihnen nichts vormachen: Der Komplettverzicht auf Getreide und Gluten ist nicht gerade einfach. Immerhin sind das für viele Menschen Grundnahrungsmittel, an die wir von Anfang an gewöhnt sind. Getreide schmeckt gut und zählt ab dem ersten Brei zum täglichen Speiseplan. Wenn Sie aber ernsthaft vorhaben, Ihre Ernährung umzustellen, um Ihrem Körper seine natürliche Schönheit wiederzugeben, sollten Sie wirklich darauf verzichten. Ich weiß, wie schwer das ist: Ich selbst habe Jahre gebraucht, bis ich so weit war. Zwischen 20 und 30 war ich emotional und körperlich einfach noch nicht bereit dazu. Am besten fangen Sie daher klein an, zum Beispiel mit einem täglichen Paleo-Frühstück, indem Sie zu jeder Mahlzeit Salat und Gemüse essen oder mit einem einwöchigen Zuckerverzicht. Je besser es Ihnen damit geht, desto leichter wird Ihnen der Wechsel zum Paleo-Lebensstil fallen.

Gluten: Hören Sie auf Ihr Bauchgefühl!

Gluten ist das Protein in Weizen und anderen Getreidesorten, das für die Klebeeigenschaften des Mehls zuständig ist und den Teig elastisch macht. Gluten sorgt dafür, dass die Gärgase im Teig gehalten werden und er beim Backen aufgeht. Gluten kann allerdings die feinen Darmzotten (Mikrovilli) im Dünndarm angreifen, die für die Nährstoffaufnahme unverzichtbar sind. Wenn diese fingerartigen Ausstülpungen im Darm Schaden nehmen oder zerstört werden, kommt es zu unangenehmen Symptomen wie Blähungen, Bauchschmerzen, Verstopfung oder Durchfall. In schweren Fällen wird die Darmschleimhaut so durchlässig, dass Nahrungspartikel und Giftstoffe aus dem Darm ins Blut übertreten können (*Leaky Gut Syndrome*). Dies kann unterschiedlichste Autoimmunerkrankungen auslösen, denn ein Körper, der derart unter Druck steht, schaltet in den Kampfmodus um und versucht, die Fremdstoffe irgendwie loszuwerden. Andere Autoimmunerkrankungen können durch Gluten verschlimmert werden, darunter Morbus Crohn, Lupus erythematodes und multiple Sklerose. Studien haben ergeben, dass Glutenverzicht die Ausprägung dieser sehr ernsten Erkrankungen lindern konnte.

Lektine: Die bösen kleinen Brüder von Gluten

Lektine sind Proteine, die in der Natur (auch im menschlichen Körper) allgegenwärtig sind, sie kommen in allen Pflanzen – besonders in Hülsenfrüchten – und Tieren vor. Es handelt sich dabei um starke Antipilzmittel (Fungizide), die Zucker (also Kohlenhydrate) binden und Samen vor Schimmelbefall und Insekten schützen. Eigentlich sind Lektine also natürliche Pestizide. Wenn wir daher besonders lektinhaltige Lebensmittel zu uns nehmen, essen wir im Grunde ein Toxin. Deshalb kann ein Übermaß an Lektin zahlreiche Gesundheitsprobleme verschlimmern – zum Beispiel Morbus Crohn, Colitis ulcerosa, das Reizdarmsyndrom, Hashimoto-Thyreoiditis, Fibromyalgie, das chronische Müdigkeitssyndrom und Arthritis. Eine zu hohe Lektinaufnahme kann auch zu Depressionen führen.

Vereinfacht gesagt trägt Lektin zur Gewichtszunahme bei, indem es den Glukosestoffwechsel stört (Lektin bindet Zucker). Dadurch kann das Insulin seine Arbeit nicht verrichten, und wir nehmen zu.

Außerdem blockiert Lektin den gesunden Fluss der Verdauungshormone und erschwert damit die Verarbeitung lektinreicher Lebensmittel (darunter Hülsenfrüchte, Soja, grüne Erbsen, Mais und vor allem Weizenkeime). Lektine können den Appetit steigern, wir fühlen uns eigenartig aufgebläht, und die körpereigene Nährstoffaufnahme kann deutlich gestört sein. Deshalb sind alle Programme zur Gewichtsreduzierung mit einem mäßig bis hohen Kohlenhydratanteil (insbesondere wenn diese aus den verbreitetsten Getreidesorten stammen) auf Dauer zum Scheitern verurteilt.

Wenn Gluten- und Lektinintoleranz zusammenkommen, fühlen sich die Betroffenen oft müde, fett und allgemein unwohl. Man kann solche Unverträglichkeiten auch über Tests nachweisen, doch ich rate meinen Klientinnen meist dazu, gluten- und lektininreiche Lebensmittel einfach einmal probehalber einen Monat zu streichen, um herauszufinden, ob sie ihnen guttun. Häufig stellen sie in diesem Zeitraum fest, dass sich ihr Wohlbefinden erheblich verbessert: Sie berichten von regelmäßigerem Stuhlgang, weniger Blähungen, einem guten Sättigungsgefühl und insgesamt Ausgeglichenheit.

Die folgenden Getreidesorten und Hülsenfrüchte enthalten viel Gluten oder Lektin und sind daher zu meiden:

- Amaranth
- Bohnen

- Dinkel
- Erbsen
- Gerste
- Hafer
- Hirse
- Kamut
- Linsen
- Mais
- Quinoa
- Roggen
- Soja
- Weizen

Zu den paleogerechten Kohlenhydratlieferanten ohne Gluten und Lektine, die uns gut bekommen, zählen:

- Kürbis (alle Sorten)
- grünes Blattgemüse (möglichst dunkel)
- Jicama (Yambohne)
- Shirataki-Nudeln
- Süßkartoffeln (und Yams)
- Taro
- Topinambur
- zuckerarme Früchte: Äpfel, Aprikosen, Beeren, Birnen, Cantaloupe-Melone, Grapefruits, Kochbananen, Orangen, Pfirsiche, Pflaumen

Probieren Sie es einfach einmal einen Monat lang aus: Sie werden feststellen, dass schon ein paar Wochen Paleo-Kost Sie Ihrem unwiderstehlichen künftigen Selbst ein entscheidendes Stück näher bringen und Sie gar keine Lust mehr dazu haben, zu Ihrer alten Ernährungsweise zurückzukehren.

Fleisch als Energiespender

Für viele ist der gewöhnungsbedürftigste Effekt am Paleo-Ansatz der hohe Proteingehalt der Nahrung. Proteine sind für einen gesunden, starken und schlanken Körper jedoch unverzichtbare Nährstoffe.

Ich habe keine Ahnung, wieso meine überaus wählerische, intelligente Klientel solche Vorbehalte gegenüber Proteinen – insbesondere Fleisch – hegt. Wenn ich den Frauen von den Vorteilen proteinhaltiger Nahrung erzähle, kommen sie mit den verrücktesten, absurdesten Aussagen. Mit folgenden Fragen und Bedenken werde ich am häufigsten konfrontiert:

»Werde ich nicht irgendwann so aufgepumpt wie ein Bodybuilder aussehen, wenn ich mich proteinrein ernähre?« – Nein. Proteine machen schlank und formen den Körper.

»Viel rotes Fleisch fördert aber doch das Risiko für Krebs und Herzinfarkt!« – Fleisch ist nicht gleich Fleisch. Fleisch von Weiderindern, die ohne Hormonzusätze aufwachsen, liefert dem Körper wichtige Nährstoffe, die sogar zum Schutz vor Herzkrankheiten und bestimmten Krebsarten beitragen.

»Wenn ich weniger Kohlenhydrate esse und mehr Proteine, werde ich doch nie richtig satt!« Ganz im Gegenteil. Proteine, nicht Kohlenhydrate, sind der Nährstoff, der am besten und nachhaltigsten sättigt.

Die Macht der Proteine

Proteine (Eiweißstoffe) sind buchstäblich Bausteine des Lebens. Sie sind aus langen Aminosäureketten zusammengesetzt. Die Aufnahme einer gewissen Menge Proteine aus Fleisch, Eiern, Geflügel und Fisch ist für unsere Körperfunktionen unverzichtbar, weil der Körper nicht alle benötigten Aminosäuren selbst erzeugen kann.

Unser Körper besteht zu einem Großteil aus Proteinen. Sie spielen bei vielen Stoffwechselfunktionen wie Verdauung, Herzfunktion (Proteine bilden den Herzmuskel!) sowie Zell- und Muskelregeneration eine zentrale Rolle, also bei genau den Abläufen, die uns stark, fit und vital halten.

Das Angenehme an Proteinen ist, dass sie langsam aufgenommen werden. Sie überlasten den Körper nicht wie eine Überdosis Kohlenhydrate, sondern bringen sofort die von uns erwünschten Abläufe in Gang: Bestimmte Hormone werden erzeugt, die die Ausschüttung von Verdauungsenzymen in Gang bringen, es entsteht ein angenehmes Sättigungsgefühl, und unsere Zellen werden erneuert.

Die meisten guten Proteinlieferanten lassen sich schlecht einfach so in der Handtasche mitnehmen. Im Vergleich zu Kohlenhydraten sind sie ziemlich großzügig »verpackt«. So können 180 Gramm Lachs genauso viel Energie liefern wie ein Schokoladenkeks mit amerikanischen Maßen, haben aber im Stoffwechsel völlig andere Auswirkungen.

Die Deutsche Gesellschaft für Ernährung (DGE) empfiehlt nach Abschluss des Wachstums nur 0,8 Gramm Proteine pro Kilogramm und Tag; lediglich Schwangere und Stillende sollten deutlich mehr zu sich nehmen.

Ich gehe von einem Bedarf von 2,2 Gramm Proteinen pro Tag aus – das wären bei einem Körpergewicht von 70 Kilo rund 150 Gramm Proteine, verteilt auf fünf Mahlzeiten.

Neuere Studien ergaben, dass die meisten Frauen zwischen 18 und 45 Jahren mit ihrer Ernährung diesen Proteinbedarf nicht decken.

Dabei ergaben Studien, dass eine Ernährungsform, die zu 25 Prozent aus mageren Proteinen besteht, den Blutdruck senkt, die Blutfettwerte (Cholesterin, Triglyzeride) verbessert und bei Frauen die Versorgung mit wichtigen Nährstoffen wie Eisen, Vitamin D und Kalzium erhöht. Damit schützt eine solche Ernährungsform vor Osteoporose (Rückgang der Knochendichte), Diabetes und anderen Erkrankungen. Ganz abgesehen davon, dass wir damit leichter Gewicht abbauen können.

Im Gegensatz zu dem, was populäre Ernährungsmythen behaupten, belasten Proteine den Körper keineswegs. Wir fühlen uns gesättigt, und der Stoffwechsel kann optimal arbeiten, was die Fettverbrennung miteinschließt.

Sobald wir bis zu 30 Prozent unserer Kalorienzufuhr über Proteine decken, sinkt die aufgenommene Kalorienmenge pro Tag zudem um durchschnittlich 450 Kalorien ab. Schon allein damit können wir pro Woche ein halbes Kilo abnehmen – ganz ohne sonstige Veränderungen der Lebensweise, kein zusätzlicher Sport, keine sonstige Ernährungsumstellung. Also ab an den Herd!

Mit einer anständigen Portion Proteine zum Frühstück (120 bis

150 Gramm Fleisch oder Fisch oder ein schönes Omelett) geben wir unserem Körper eine optimale Basis für den Gewichtsabbau. Den Tag mit Proteinen aus tierischen Quellen (Fleisch, Fisch, Geflügel) zu beginnen, wirkt im Hinblick auf den Blutzucker wahre Wunder, und auch das Tief am frühen Nachmittag wird bald der Vergangenheit angehören.

Allerdings sorgen nicht alle Proteinträger für den Aminosäureschub, den der Körper benötigt. Auch bei den Proteinen gilt es zu unterscheiden. Unsere Vorfahren wussten durchaus, warum sie lieber Fleisch aßen als beispielsweise Hülsenfrüchte, denn nicht alle pflanzlichen Proteine liefern die neun Aminosäuren, die unser Körper zum Aufbau von Muskelmasse benötigt. Eine gute Voraussetzung für einen flachen Bauch ist der vermehrte Verzehr von tierischen Proteinen aus dem Fleisch von Freilandhühnern, Weidetieren und Fischen und Meeresfrüchten aus kontrolliertem Wildfang.

Damit die Chemie stimmt

Wenn wir Proteine aufnehmen, empfängt der Hypothalamus ein deutliches und lange anhaltendes Sättigungssignal, das man selbst mit Bergen an Schokolade und Kartoffelchips nicht erzeugen kann. Die meisten Frauen kennen Heißhungerattacken, die sie dazu bringen, Unmengen an Kohlenhydraten zu essen. Eine Fressattacke mit Steaks hat mir hingegen noch niemand geschildert. Proteine sorgen für ein nachhaltiges Sättigungsgefühl und haben großen Einfluss auf unser Hungerempfinden. Wenn Sie merken, dass Sie einen riesigen Appetit auf Stärke und Süßes entwickeln, sollten Sie stattdessen mehr Proteine, hochwertige Fette und Ballaststoffe essen. Das hilft!

Bei ausreichender Proteinversorgung produziert das Gehirn darüber hinaus bereitwillig die richtige Mischung an Neurotransmittern, die uns geistig hellwach hält. Nach einem proteinreichen Frühstück (zum Beispiel zwei Eier mit etwas Putenschinken) werden so viele Glücksbotenstoffe ausgeschüttet, dass Sie gar nicht anders können, als mit Schwung in den Tag zu starten.

Proteine halten straff

Straffe, reaktionsfähige Muskeln kann der Körper nur aufbauen, wenn wir genügend Proteine zu uns nehmen. Andernfalls fehlen ihm entscheidende Nährstoffe zur beständigen Feinabstimmung der Zellen und Muskeln. Ich weiß, das widerspricht dem oft gehörten Ratschlag, vor intensivem Training oder einem Wettkampf reichlich Kohlenhydrate aufzunehmen. Probieren Sie es aus und essen Sie eine Stunde vor dem Sport ein Omelett mit Gemüse oder einen Rest Steak. Sie werden zu Höchstleistungen auflaufen!

Von Natur aus gut

Für gesunde Proteine gilt dasselbe wie für Gemüse und Obst: Achten Sie auf die Herkunft. Am besten sind biologische Produkte aus Ihrer Region. Fleisch, Fisch und Eier gehören zu den Grundbestandteilen der Paleo-Ernährung. Rinder, Schafe und Schweine aus Weidehaltung liefern gesundes, nährstoffreiches Fleisch. Dasselbe gilt für Hirsch und Hase, ob aus Wildbeständen oder aus artgerechter Haltung. Die Tiere, deren Fleisch wir dann später essen, sollen im Sonnenschein über die Wiesen streifen, frische Luft atmen und einheimische Gräser und Pflanzen fressen können.

Übrigens ist Fleisch von Weidetieren ohne zusätzliche Kraftfuttergaben etwas kalorienärmer. 180 Gramm Fleisch von einem Weiderind können aufgrund des geringeren Fettanteils bis zu 100 Kalorien weniger enthalten als ein vergleichbares Stück Fleisch von einem Masttier. Fleisch von Weidetieren enthält zudem mehr Omega-3-Fettsäuren, einen höheren Anteil an den antioxidativen Vitaminen A und E sowie bis zu siebenmal mehr ebenfalls hoch antioxidatives Betakarotin.

Insofern ist auch der neue Trend, wieder Hühner im eigenen Garten zu halten, eine feine Sache. Hühner, die auf einer ungedüngten Wiese selbst ihr Futter suchen müssen, fressen nährstoffreiche Gräser, Käfer und Würmer. Sie sind meist magerer (rund 20 Prozent weniger Körperfett), und ihr Fleisch enthält weniger gesättigte Fette und dafür volle 50 Prozent mehr Vitamin A als Hühner aus Käfighaltung. Auch die Eier von freilaufenden Biohühnern sind deutlich gesünder – sie liefern zum Beispiel mehr Vitamin A und Omega-3-Fettsäuren und enthalten weniger Fett und Cholesterin.

Frischer Fisch und Muscheln zählen zu den nährstoffreichsten Lebensmitteln der Paleo-Ernährung. Fisch enthält nicht nur jede Menge magere Proteine, sondern auch viele lebenswichtige Nährstoffe (insbesondere Omega-3-Fettsäuren). Bereits mit zwei Portionen frischem Fisch pro Woche kann das Herzinfarktrisiko um ein Drittel gesenkt werden. Zahlreiche Studien ergaben, dass der Verzehr von Fisch und Meeresfrüchten das Risiko, an einer Herzerkrankung zu sterben, um 36 Prozent senken kann. Der Grund dafür sind die gesunden Öle aus Fischen wie Lachs und Makrele. Sie scheinen die Fließeigenschaften des Blutes so zu verbessern, dass es weniger zu Blutgerinnseln kommt, die Herzinfarkt und Schlaganfall auslösen können.

Fischessen ist aber nicht nur gut für das Herz. Omega-3-Fettsäuren, die in Fisch besonders reichlich vorkommen, versorgen unser Gehirn mit Nährstoffen, die wir zur Abwehr von Depressionen benötigen, weil sie die Serotoninproduktion anstoßen. Außerdem scheinen diese Fettsäuren Haut und Zellen jung und straff zu halten und wirken Entzündungen entgegen, die Gelenkschmerzen und andere Probleme auslösen können.

Achten Sie auch hier auf die Herkunft: Kaufen Sie Wildfische aus nachhaltiger Fischerei, beispielsweise Alaska-Seelachs, der gleich nach dem Fang tiefgefroren wird und aus besonders reinem Wasser stammt. Tiefgefrorener Fisch ist im Hinblick auf den Nährstoffgehalt eine gute Alternative zu tagesfrisch gefangenem Fisch.

Ich kann es nicht genug betonen: Eine Ernährung, die sich an unseren natürlichen Bedürfnissen orientiert, ist eine proteinreiche Ernährung. Wie bei allen anderen Umstellungsempfehlungen in diesem Buch rate ich auch hier zum Selbstversuch: Probieren Sie zunächst ein bis zwei Wochen lang aus, wie es Ihnen geht, wenn Sie bei Ihrer Ernährung stärker auf Proteine setzen. Sie werden feststellen, wie energiegeladen Sie sind und wie wohl Sie sich fühlen.

Fett macht schlank

Weg mit dem Speck? – Sicher, wenn es um überflüssiges Körperfett geht. Davon abgesehen habe ich viel für Fett übrig. Ich bin fest überzeugt vom Wert und der heilenden Wirkung gesunder Nahrungsfette. Meiner Erfahrung nach kann man den Einfluss guter Fette auf unser Aussehen und unser Wohlergehen gar nicht hoch genug einschätzen.

Natürlich bin auch ich lange dem verbreiteten Irrglauben angehangen, dass Fett regelrecht ein Teufelszeug ist. Noch mit Anfang zwanzig habe ich diese gesunden Nährstoffe gemieden, wo es nur ging. In der Folge litt ich unter schlimmen PMS-Symptomen und Krämpfen während der Periode. Meine Haut war so unrein, dass ich ständig zwischen Hautreinigern und Antibiotika hin und her wechselte. Von positiven Auswirkungen dieser Ernährungsweise auf meine Gesundheit und mein Wohlbefinden kann ich nicht berichten.

Gesunde Fette – damit meine ich gesättigte Fettsäuren tierischen Ursprungs, zum Beispiel aus Butter und aus dem Fleisch magerer Weidetiere – zählen zu dem Besten, was wir unserem Körper tun können. Dazu müssen wir keineswegs bis in die Steinzeit zurückblicken. Noch Anfang des 20. Jahrhunderts gehörten

Fleisch, Butter und Vollmilch zu den Grundnahrungsmitteln, und die Menschen hatten dennoch lange nicht so verkalkte Gefäße wie heute. Doch seitdem haben stark verarbeitete Lebensmittel aus industrieller Produktion Einzug in unsere Küchen gehalten. Mit diesen »Innovationen« kamen die Krankheiten – darunter auch ein Anstieg bei den Herzproblemen seit den 1950er-Jahren. Plötzlich galt Fett als der große Bösewicht, und wir verloren die gesunden Fette aus dem Blick, die unser Körper so dringend benötigt.

Gesättigte Fette tragen zur Hormonregulierung bei. Inzwischen wissen wir, dass ein ausgeglichener Hormonhaushalt eine zentrale Voraussetzung ist für Gewichtsabbau, Muskelaufbau, reine Haut, ein aktives Gehirn, den Schutz der lebenswichtigen Organe sowie Zellerneuerung und Entgiftung. Dass es schlecht für uns ist, Fett zu essen, gehört ins Reich der Märchen.

Haben Sie sich noch nie gefragt, wieso wir allem Fettsparen zum Trotz so dick sind? Wir können nur überschüssiges Körperfett abbauen, wenn wir über die Ernährung ausreichend gesunde Fette zuführen. Aber wie viel ist »ausreichend«? Jede Mahlzeit sollte eine gewisse Menge Fett enthalten. Die meisten Rezepte in diesem Buch sehen etwa 15 Gramm Fett pro Mahlzeit vor – das ist gut ein Esslöffel. Diese Menge umfasst sowohl das Fett in der Proteinquelle als auch das zum Kochen verwendete Fett. Hinzu kommen etwa zehn Gramm Fett pro Snack, zum Beispiel aus ein paar Nüssen oder einem Spritzer Olivenöl im Proteinshake. Abhängig von Ihrem aktuellen Körpergewicht und Körperfettanteil brauchen Sie vielleicht etwas mehr oder weniger. Ich gehe davon aus, dass der zu hohe Stärkeanteil Ihrer derzeitigen Ernährung Ihrem Körper weit mehr schadet als die Fette, die Sie zu sich nehmen.

Welche Fette sind gesund?

Auch bei den Fetten unterscheiden wir zwischen Freund und Feind, schließlich wollen wir nur solche Fette essen, die das Abnehmen unterstützen. Dazu möchte ich Ihnen die Unterschiede zwischen den Fetten erklären und die Wirkungen, die sie auf unseren Körper haben.

1. Eine fettreiche, proteinreiche, aber kohlenhydratarme Diät reguliert Blutzucker und Insulinspiegel besser als fettarme, kohlenhydratreiche Ernährungsformen. Bei kohlenhydratarmen Ernährungsansätzen wird mehr erwünschtes HDL-Cholesterin gebildet, und der Blutdruck sinkt.
2. Informieren Sie sich über unterschiedliche Fettquellen. Gute Fette schaden nicht. Meiden sollten Sie Transfette, qualitativ minderwertige pflanzliche Öle (siehe Punkt 5), hydrogenisierte – also chemisch gehärtete – Fette, industriell verarbeitete Lebensmittel und Fleisch von Masttieren. Solange Sie Lebensmittel mit hochwertigen Fetten essen, dürfen 40 bis 50 Prozent der Kalorienmenge aus Fett stammen – Sie werden trotzdem abnehmen. Das klingt nach einem hohen Anteil, aber wenn die leeren Kohlenhydrate aus stark industriell verarbeiteten Nahrungsmitteln wegfallen, braucht der Körper eine andere Energiequelle, um nicht zu hungern.
3. Der Abbau von Körperfett hängt nicht nur von der Wahl der richtigen Ernährungsfette ab. Auch die Qualität der Proteine und Kohlenhydrate entscheidet darüber, ob Sie abnehmen oder nicht. Neben Fleisch von Weidetieren und Eier aus Biohaltung brauchen Sie etwa 100 Gramm Kohlenhydrate pro Tag, die aus

Gemüse und Früchten stammen sollten. Zucker hingegen ist kontraproduktiv, ebenso wie mehr als ein bis zwei alkoholische Getränke pro Woche.

4. Keine verarbeiteten Lebensmittel. Punkt.

5. Omega-3- und Omega-6-Fette ausbalancieren. Die essentiellen Omega-3-Fettsäuren finden sich besonders in Fisch und Fischöl, und zwar als Eicosapentaensäure (EPA) und Docosahexaensäure (DHA). Laut dem NRC, dem nationalen Forschungsrat der USA, bessern sich über 60 verschiedene Gesundheitsprobleme durch den Verzehr von Fischöl. Omega-3-Fettsäuren lassen zum Beispiel systemische und lokale Entzündungen zurückgehen, helfen bei trockener Haut, Herzerkankungen, Depressionen, prämenstruellen Beschwerden, Autoimmunproblemen, schlechter Durchblutung und lindern viele andere Beschwerden.

Wichtig ist jedoch ein ausgewogener Anteil der jeweiligen Fette. Entzündungsfördernde Omega-6-Fettsäuren stecken vornehmlich in pflanzlichen Ölen (zum Beispiel aus Mais, Distelsamen und Sonnenblumenkernen). Einige Omega-6-Fettsäuren wirken hingegen entzündungshemmend; sie finden sich beispielsweise in Borretschöl oder Nachtkerzenöl. Diese Öle sind in der Regel nur als Ergänzungsmittel erhältlich.

Wir sollten mindestens dreimal so viele Omega-3-Fette wie Omega-6-Fette zu uns nehmen. Die meisten Menschen essen jedoch zu viele Omega-6-Fette und zu wenig Omega-3-Fette. Das liegt an unserem hohen Verbrauch an pflanzlichen Ölen und dem Verzehr von Tieren, die mit Getreide (vorwiegend Mais und Soja) gemästet werden. Das übliche Verhältnis von Omega-6 zu Omega-3 liegt etwa bei 20:1. Für den Körper ist das inakzeptabel.

Auch Eier aus konventioneller Haltung enthalten wesentlich mehr Omega-6-Fette als Omega-3-Fette, wohingegen Eier von freilaufenden Biohühnern – insbesondere das Eigelb – einen hohen Omega-3-Anteil haben. Ähnlich sieht es bei Fisch aus Fischfarmen gegenüber Wildfang aus. Daneben sind Lebertran, Rogen, Innereien und Algen gute Omega-3-Quellen, aber für viele Leute sind das recht ungewohnte Lebensmittel, und sie essen so etwas nicht.

Manche Menschen greifen für die Omega-3-Versorgung auf Leinöl zurück. Ein gesunder Körper kann etwa 15 Prozent der Alpha-Linolensäure aus Leinöl in Omega-3-Fette umbauen. Bei Diabetes oder einem zu hohen Zuckeranteil in der Ernährung kann diese Umwandlung in Eicosapentaensäure (EPA, eine Omega-3-Fettsäure) deutlich schwieriger sein. Deshalb sollte man sich zur Deckung des Omega-3-Bedarfs nicht allein auf Leinöl verlassen.

Im Übrigen sind nicht alle Omega-6-Fettsäuren schlecht – eine, die Gamma-Linolensäure (GLA) möchte ich ausdrücklich von meiner Schelte ausnehmen. GLA hat eine äußerst gesundheitsfördernde Wirkung und hilft bei Entzündungen, Hautproblemen wie Ekzeme und Akne sowie PMS-Symptomen. Nachtkerzenöl ist eine hervorragende GLA-Quelle. Zusammen mit Omega-3-Fettsäuren kann die Einnahme von GLA zu einem gesunden Gleichgewicht bei den essentiellen Fettsäuren führen.

Was Fett kann

Angesichts der hervorragenden Regulationseigenschaften von Fetten sollten wir ihnen die Arbeit überlassen und uns bequem zurücklehnen, bis wir wieder in die engen Jeans passen. Nachfolgend zähle ich meine zehn Lieblingsargumente auf, warum Fette für Frauen so wichtig sind.

1. **Gesunde Fette lindern prämenstruelle Beschwerden.** Beim prämenstruellen Syndrom (PMS) besteht ein Ungleichgewicht, das häufig von einer unzureichenden Versorgung mit Omega-3-Fettsäuren und bestimmten in Fett enthaltenen Spurenelementen herrührt. Mit Nachtkerzenöl und Omega-3-Fetten sowie dem Verzehr von Biofleisch und Fisch kommt unser Hormonhaushalt wieder ins Gleichgewicht, Entzündungsprozesse werden reguliert, und wir sind ruhig und entspannt (siehe auch Seite 33).

2. **Gesunde Fette halten unser Hormonsystem im Gleichgewicht.** Fette sind ein Ausgangsstoff für Östrogen, Progesteron und Testosteron. Ohne eine ausreichende Versorgung mit hochwertigen Fetten reagieren wir niedergeschlagen, der Zyklus gerät aus dem Gleichgewicht, die Haut wird trocken, und wir können Körperfett schlechter verbrennen. Auch Vaginaltrockenheit und andere vermeidbare Wechseljahresbeschwerden können auftreten.

3. **Gesunde Fette unterstützen das Herz.** Auf diesen Punkt gehe ich später in diesem Kapitel noch genauer ein. Vorläufig sollten Sie sich gut merken, dass es keine schlüssige Beziehung zwischen dem Verzehr gesättigter Fette und einer koronaren Herzerkrankung gibt. Diese Vorstellung geistert seit Jahren durch die Medien, ist aber falsch.

4. **Gesunde Fette haben eine entzündungsregulierende Wirkung.** Wenn wir hochwertige Fette durch minderwertige (Rapsöl, Maisöl) ersetzen, steigern wir damit die Ent-

zündungsbereitschaft. Margarine und Transfette verhindern die Aufnahme gesunder Fette durch den Körper. Wenn wir schlechte Fette verzehren, kann es bis zu zwei Jahre dauern, bis wir diese auf zellulärer Ebene durch gesunde Fettsäuren ersetzt haben. Deshalb sollten Sie besser heute als morgen mit der Umstellung beginnen.

5. **Gesunde Fette fördern den Körperfettabbau.** Lebensmittel, denen natürliches Fett entzogen und durch Zucker ersetzt wurde, leisten einer Insulinresistenz Vorschub. Eine ausreichende Versorgung mit gesunden Fetten hingegen verbessert die Insulinsensitivität und bringt den Stoffwechsel auf Touren. Omega-3-Fettsäuren tragen dazu bei, dass die Gene für die Fettverbrennung aktiv werden und die Gene für die Fetteinlagerung abschalten. Mittelkettige Triglyceride (MKT), wie sie beispielsweise in Kokosöl vorkommen (her damit!), verhelfen dem Körper auf natürliche Weise zu einer effizienteren Fettverbrennung.

6. **Gesunde Fette zügeln den Appetit.** Ohne Fett und Cholesterin fehlen dem Körper lebenswichtige Nährstoffe, und er sendet dem Gehirn die falschen Botschaften. Solange der Körper zu wenig Fett bekommt, schaltet das Gehirn auf Hungersnot, bremst den Stoffwechsel aus und lagert jede greifbare Kalorie in Form von Fett ein. Mit einer derart aus dem Ruder gelaufenen Hirnchemie fällt der Serotoninspiegel, und der Appetit steigt so rasant, dass die Tafel Schokolade verputzt ist, bevor wir überhaupt registrieren, dass wir sie aus der Schublade genommen haben.

7. **Gesunde Fette sorgen für feste Knochen.** Gesunde, starke Knochen benötigen bekanntlich Kalzium. Um Kalzium ein-

zulagern, brauchen wir jedoch gesättigte Fette. Deshalb sind vollfette Rohmilchprodukte ausgesprochen gesund, sofern keine Allergie oder Unverträglichkeit vorliegt. Ohne gesättigte Fette als Transportmedium kann unser Körper auch das Kalzium aus dunkelgrünem Blattgemüse nicht speichern.

8. **Gesunde Fette sind gut für den Teint.** Trockene Haut beruht meist nicht auf einem Mangel an Hautcreme, sondern auf einem Mangel an essentiellen Fettsäuren. Geben Sie Ihrer Haut die nötige Feuchtigkeit von innen, zum Beispiel mit einer Kombination von 2000 Milligramm Nachtkerzenöl und 3000 Milligramm Omega-3-Fettsäuren. Erfreulicherweise hilft diese Mischung auch gegen zu fettige Haut, denn sie normalisiert die Talgproduktion.

9. **Gesunde Fette unterstützen die Schilddrüsenfunktion.** Omega-3-Fettsäuren »schmieren« in der Leber die Signalwege für die Schilddrüsenhormone, sodass diese genau die richtigen Zellen erreichen. Außerdem wirken die Fette durch Schilddrüsendysfunktionen verursachten Entzündungen entgehen. Allein schon die Verwendung von Kokosöl beim Kochen kann die Schilddrüsenfunktion deutlich verbessern, weil dadurch der Stoffwechsel angeregt wird und der Energielevel insgesamt steigt.

10. **Gesunde Fette lindern Depressionen.** Das Gewebe im Gehirn besteht zu 60 Prozent aus Fett. Wenn das Gehirn täglich die richtigen Fette erhält, wird die Serotoninproduktion auf natürliche Weise angekurbelt. Auch Entzündungen im Darm, wo Serotonin und andere Neurotransmitter erzeugt werden, gehen zurück. Die gleichzeitige Behandlung von Darm und Gehirn kann Depressionen schon im Keim ersticken.

Satt mit gesättigten Fetten

Unsere steinzeitlichen Vorfahren haben gesättigte Fette verzehrt, weil diese im Fleisch steckten, das sie dringend zum Leben brauchten. Heute rennen wir vor genau diesem Fett schreiend davon, weil es angeblich so ungesund ist. (Oder fordert Ihr Arzt Sie auf, mehr Butter zu essen? – Nein? Dachte ich mir.) Gesättigte Fette bleiben bei Zimmertemperatur fest und finden sich beispielsweise in marmoriertem Fleisch, Butter und Kokosöl. Entgegen der vorherrschenden Meinung liegen keine schlüssigen wissenschaftlichen Belege dafür vor, dass gesättigte Fette das Herzinfarktrisiko erhöhen – insbesondere das Fett von Weidetieren sollte hier über jeden Verdacht erhaben sein.

Der Knackpunkt ist, dass die gesättigten Fettsäuren im Blut, die die Probleme verursachen, in Wahrheit durch die *Kohlenhydrate* in unserer Nahrung entstehen, nicht durch gesättigte Fette aus tierischen Produkten. Die mehrfach ungesättigten Fette aus pflanzlichen Ölen (aus Mais, Raps, Soja, Distelsamen oder Sonnenblumenkernen) sind hingegen *keine* gesunden gesättigten Fette, sondern irritieren den Körper.

Aktuell beziehen wir im Schnitt gut ein Fünftel unserer Kalorien aus mehrfach ungesättigten Fettsäuren, die den Stoffwechsel ausbremsen, wenn sie anstelle von hochwertigen Fetten in den Zellmembranen eingebaut werden. Mehrfach ungesättigte Fettsäuren sind – im Gegensatz zu gesättigten Fetten – chemisch extrem instabil. Wenn wir sie ihren natürlichen, vollwertigen Quellen entziehen und in Form von Öl verzehren, erzeugen sie im Körper freie Radikale. Beim Erhitzen entstehen Transfettsäuren, die noch größere Mengen an freien Radikalen freisetzen. Gesättigte Fette sind zum Kochen am besten geeignet und schaden uns nicht in dieser

Form. Sie bleiben sowohl bei Zimmertemperatur als auch beim Erhitzen stabil. Kokosöl hält sich bei Zimmertemperatur bis zu einem Jahr, ohne ranzig zu werden.

Wir brauchen gesättigte Fette, um gesund zu bleiben. Mindestens 50 Prozent der Zellmembranen bestehen aus gesättigten Fettsäuren. Sie enthalten erhebliche Mengen an essentiellen fettlöslichen Vitaminen (Vitamin A, D, E und K). Sie schützen die Leber vor Giftstoffen, stärken das Immunsystem, werden für die Nieren- und Lungenfunktion benötigt und unterstützen die Verwertung essentieller Fettsäuren. Kurzkettige gesättigte Fettsäuren (aus Butter und Kokosöl) haben sogar eine antimikrobielle Wirkung – sie unterstützen das Immunsystem bei der Abwehr von Bakterien, Hefepilzen und Parasiten. In manchen Kulturen wurden einst gezielt besonders fettreiche Tiere gejagt, weil ihr Fett medizinisch sehr geschätzt war.

Darüber hinaus ist Fett auch eine hervorragende Energiequelle für sportliche Aktivitäten.

Gesättigte Fette haben so viele hervorragende Eigenschaften. Wenn sogenannte Experten also vor ihrer Gefährlichkeit warnen, sind sie im Irrtum. Nicht gesättigte Fette, sondern Kohlenhydrate treiben die Triglyzeridwerte in die Höhe. Das Verhältnis von HDL zu Triglyzeriden sowie die Größe unserer Cholesterinpartikel sind viel entscheidendere Faktoren bei Herz-Kreislauf-Erkrankungen. Entlarven wir die wahren Schuldigen am Herzinfarkt, anstatt natürliche, vollwertige Lebensmittel zu verteufeln, von denen sich die Menschheit seit Jahrmillionen ernährt.

Ich kenne auch keine glaubwürdige, von Experten überprüfte, kontrollierte Studie, die eine Verbindung zwischen dem Verzehr gesättigter Fette und Krebs herstellt. Nur Fragebögen, die

Krebspatienten fragen, was sie in den letzten fünf Jahren gegessen haben, könnten derartige Zusammenhänge beleuchten. Umfassende Brustkrebsstudien ergaben auch keinen Zusammenhang zwischen fettarmer Ernährung und einem geringeren Brustkrebsrisiko. Dagegen liefern Studien Hinweise darauf, dass eine Ernährung mit einem hohen Anteil an ungesättigten Fetten, stark verarbeitetem Getreide, Zucker, Margarine, Pflanzenöl, Stärke und Fleisch aus Getreidemast uns nicht guttut.

Wenn wir auf einen Ball gehen, kaufen wir dafür sicher keinen Ladenhüter, sondern möchten uns strahlend schön im Designerkleid präsentieren. Gesättigte Fette sind genau wie eine Designerrobe, sie passen perfekt zu unserem Körper und machen uns schön – nur eben von innen. Schon die Muttermilch enthält 54 Prozent gesättigte Fette, die für die Hirnentwicklung von größter Bedeutung sind. Auch das Herz deckt seinen Energiebedarf lieber aus gesättigten Fetten als aus Kohlenhydraten. Die Knochen brauchen gesättigte Fette, um Kalzium richtig aufnehmen zu können. Die Hormonproduktion hängt von der Versorgung mit gesättigten Fetten ab. Obendrein tragen gesättigte Fette zu einer verbesserten Immunreaktion bei. Viren und Candida-Pilze haben gegen die Laurinsäure im Kokosöl und die Myristinsäure in der Butter keine Chance! Die Leber braucht gesättigte Fette, um mit Toxinen, Medikamenten und Alkohol fertigzuwerden. Die Lunge kann damit Asthma und anderen Erkrankungen der Atemwege vorbeugen.

Unser ganzer Körper benötigt gesättigte Fette, um sich satt zu fühlen und schlank zu sein. Wer rundum satt und zufrieden ist, nimmt weniger Kohlenhydrate zu sich und ist weniger anfällig für Junkfood mit seinen minderwertigen Fetten.

Wertvolle Paleo-Fette

Ich hoffe, Sie mögen Fett – selbst wenn Sie überschüssiges Körperfett loswerden wollen. Denn gesunde Fette bescheren uns Frauen einen schlanken, vitalen, tatkräftigen Körper und helfen uns, ein erfüllendes Leben zu führen.

Meine Lieblingsfette in der Paleo-Ernährung sind:

- Avocado
- Butter (von Tieren aus Weidehaltung)
- Chia-Samen
- Entenfett
- Gänsefett
- Hühnerfett
- Kokosnuss (roh) und Kokosöl (siehe Kasten)
- Leinsamen (gemahlen)
- Oliven und Olivenöl
- Nüsse, Kerne und Samen, ob roh oder als Nussmus (Sonnenblumenkerne, Kürbiskerne, Sesamsamen, Mandeln, Walnüsse, Pistazien, Haselnüsse, Paranüsse, Pekannüsse, Cashewkerne, Macadamia-Nüsse)
- Rindertalg und -fett (vom Weiderind)
- Schweineschmalz
- Sesamöl (geröstet)
- Traubenkernöl

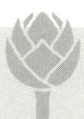

WO IST DIE KOKOSNUSS?

Kokosöl zählt zu den gesündesten Fetten überhaupt. Früher galt es als Teufelszeug, dabei handelt es sich um ein chemisch stabiles, sehr nährstoffreiches Fett.

- Kokosöl ist reich an kurz- und mittelkettigen Fettsäuren, was es zu einem perfekten Nährstofflieferanten für den Fettabbau macht. Da es Zellschäden durch oxidativen Stress abwendet, empfiehlt sich der Verzehr vor dem Sport.
- Aufgrund seiner antiviralen Eigenschaften kurbelt Kokosöl das Immunsystem an und dämpft die entzündungsfördernde Histaminreaktion. Unter Umgehung des Darms wandert es direkt in die Leber und wird dort resorbiert. Weil der Körper Kokosöl so gut verarbeitet, eignet es sich sogar für die künstliche Ernährung. Außerdem bremst Kokosöl die Hautalterung von innen heraus.
- Während des Zweiten Weltkriegs wurde das günstige Kokosfett in Amerika als Mastfutter eingesetzt. Die Tiere wurden davon jedoch schlank, aktiv und hungrig, denn sie verbrannten ihr Körperfett. Ende der 40er-Jahre erkannte man dann, dass Soja und Mais besser zum Mästen geeignet sind und die Tiere zum Fettwerden weniger Futter benötigten. So nahm eine der Hauptursachen für Entzündungen und Übergewicht ihren Lauf.
- Die Kombination aus wenig stärkehaltigen Produkten und dem regelmäßigen Verzehr von Kokosöl kann den Choles-

terinspiegel senken. Kokosöl fördert nämlich die Umwandlung von Cholesterin in Pregnenolon, einen Ausgangsstoff für fast alle anderen Steroidhormone, darunter DHEA, Progesteron, Testosteron, Östrogen und Kortisol. Menschen aus Kulturen, in denen traditionell Kokos gegessen wird, haben einen niedrigeren Cholesterinspiegel als Menschen mit westlichen Ernährungsvorlieben.

• Bio-Kokosöl ist in Supermärkten, Bioläden oder Reformhäusern erhältlich. Je nach Raumtemperatur kann es fest, weich oder auch flüssig sein. Es eignet sich zum Braten, Backen oder als Fettzusatz im Smoothie. Kühl und dunkel gelagert bleibt Kokosöl auch außerhalb des Kühlschranks gut ein Jahr frisch.

Und nun gehen Sie am besten gleich einkaufen. Alle unerwünschten Fette (Maisöl, Rapsöl, Sonnenblumenöl, Distelöl, Sojaöl, Erdnussöl) können Sie bei der Schadstoffsammelstelle abgeben. Alle vorfrittierten Produkte, Margarine, Streichfette (außer Butter), alles, was gehärtete Fette oder sonstige Ersatzprodukte enthält, fliegt ebenfalls raus. Da fühlt man sich doch gleich leichter!

Nachdem Sie nun über Proteine, Kohlenhydrate und gute Fette Bescheid wissen, gibt es kein Zurück mehr: Sie werden eine Paleo-Frau. Hier beginnt der direkte Weg zu Ihrem neuen, rundum gesunden und begehrenswerten Körper.

Teil 3:
MIT PALEO SCHLANK WERDEN UND BLEIBEN

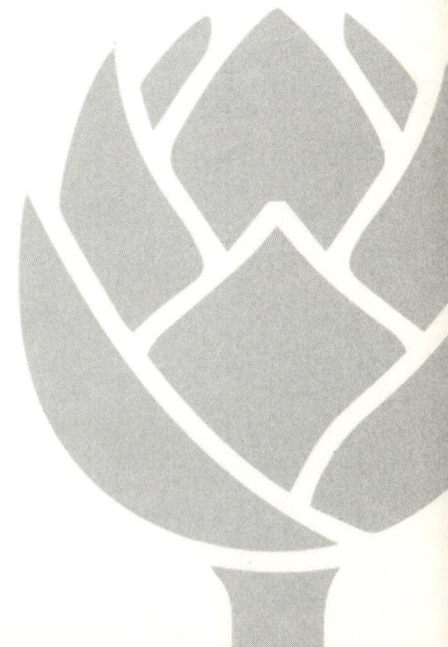

Phase 1 – Detox

Schwerpunkt Entgiftung: Die ersten 14 Tage

Detox mag zu einem populären Schlagwort geworden sein. Aber Entgiftung ist weit mehr als das. Wir sollten uns täglich darum bemühen, unseren Körper von Umweltgiften zu befreien. In der zweiwöchigen Paleo-Entgiftungskur schrauben wir zunächst die Kohlenhydratzufuhr zurück, um die Insulinsensitivität zu erhöhen und die Hormone wieder auf den natürlichen Wechsel zwischen Hunger und Sättigungsgefühl einzustellen. Dadurch kann das Gehirn eine neue Einstellung zum Essen entwickeln, und der Körper kann sich an die neue Ernährungsweise anpassen. Die Detox-Phase lässt dem Körper zugleich Zeit, einen Teil des in den Muskeln gespeicherten Glykogens abzubauen, und macht damit den Schlemmertag effektiver (dazu später mehr).

In diesen ersten zwei Wochen kommt es wirklich darauf an, dass Sie sich streng an die Vorgaben halten. Später, wenn Sie längst auf Paleo umgestiegen sind, werden Sie vielleicht vor großen Ereignissen wie Hochzeiten, Klassentreffen oder anderen Anlässen, bei denen wir uns auch optisch von unserer besten Seite zeigen wollen, wieder eine solche Detox-Kur einlegen.

Während der Detox-Phase können auf die Schnelle bis zu dreieinhalb Kilogramm Gewicht abgebaut werden. Der Körper setzt in dieser Zeit nicht nur im Fett gespeicherte Giftstoffe frei, sondern verliert auch überschüssiges Wasser. Gleichzeitig wird magere Muskelmasse aufgebaut. Diese Phase entlastet den Darm zudem von den meisten Allergenen und versorgt uns optimal mit Antioxidantien und Spurenelementen.

Machen Sie es sich leicht

Viele Menschen füllen lieber ihre Steuererklärung aus, als sich zu überlegen, was sie sinnvollerweise essen sollten. Die Lebensmittelindustrie hat mit ihren widersprüchlichen Marketingbotschaften ein derartiges Chaos angerichtet, dass keine Frau mehr weiß, was gut für sie ist. Die meisten halten einen fettreduzierten Muffin für gesünder als zwei Spiegeleier. Dabei besteht der Muffin zu 100 Prozent aus industriell verarbeiteten Zutaten, während die Eier Natur pur sind. Da all die Ernährungsinformationen so furchtbar kompliziert sind, möchte ich es Ihnen ganz leicht machen. Ich habe mich über alle Zutaten und Nährstoffempfehlungen gründlich informiert und vollkommen auf Fertig- und Halbfertigprodukte verzichtet.

Das Paleo-Manifest

1. **Ich esse nur echte Lebensmittel.** Annemarie Colbin, Gründerin und Leiterin der kulinarischen Schule des Natural Gourmet Institutes in New York City, brachte diesen Leitsatz folgendermaßen auf den Punkt: »Wenn es nicht läuft, fliegt, schwimmt

oder aus der Erde wächst, ist es nichts zu essen!« Genau meine Meinung. Wir sollten möglichst naturbelassene Lebensmittel verzehren. Sobald wir unsere Nahrung mit industriellen Zusätzen verhunzen, geht die Vollwertigkeit verloren.

Bei einer Liste von 15 Inhaltsstoffen, von denen die Hälfte unaussprechlich ist, können Sie das Produkt getrost ins Regal zurückstellen. Was mehr als fünf Zutaten enthält, kaufen wir nicht. Auch wenn Verpackung und Inhalt mit unnatürlich leuchtenden Farben locken, können wir darauf wetten, dass das Produkt mehr Marketing benötigt, als es Nährstoffe mitbringt. Sehen Sie auf der Zutatenliste nach, ob wirklich nur Inhaltsstoffe enthalten sind, die dazu beitragen, dass es uns gut geht und wir schlank werden (oder bleiben).

2. **Ich kaufe regelmäßig frische Ware.** Denn auf die Frische kommt es an. Jäger und Sammler konnten nur begrenzt Vorräte anlegen. Was man fangen und töten oder aber von Bäumen und Büschen sammeln konnte, wurde umgehend verzehrt. Heute steht uns eine große Auswahl an Lebensmitteln zur Verfügung, die wir kaufen, kochen, kühlen, einfrieren und erneut erhitzen können. Auf dem Markt erhalten wir tagesfrische Ware, während Obst und Gemüse aus dem Supermarkt mitunter vor Tagen oder gar Wochen gepflückt wurde und nun aus der Lagerhalle kommt. Was wir frisch kaufen, sollte auch so bald wie möglich verzehrt werden, weil sonst Nährstoffe verloren gehen. Deshalb müssen wir geschickt planen. Wenn Sie merken, dass das Ende der Haltbarkeit naht, bevor Sie ein Lebensmittel benötigen, frieren Sie es ein (oder bereiten Sie es erst zu und frieren Sie es dann ein). Es wäre doch ein Jammer, Lebensmittel zu kaufen – für Geld, für das wir hart gearbeitet

haben – und sie dann wegzuwerfen. Wenn Sie genügend Zeit haben, kaufen Sie lieber häufiger kleinere Mengen ein, damit Obst und Gemüse immer frisch sind.

Fleischkauf ist eine Frage des Vertrauens. Kleine Landmetzgereien kooperieren teilweise mit den Bauern und Jägern der Region und wissen sehr genau, woher ihre Ware stammt. Auch die großen Ketten bieten inzwischen Biofleisch an. Weitere Quellen sind der Ab-Hof-Verkauf, Wochenmärkte und Bioläden. Biogärtnereien, die ihre Kunden wöchentlich mit Gemüsekisten beliefern, haben oft auch Eier und Fleisch aus biologischer Tierhaltung im Angebot. Hören Sie sich um und greifen Sie zu, wenn gutes Fleisch erhältlich ist. Frischfleisch hält sich eingefroren etwa sechs Monate, muss aber vor der Zubereitung schonend im Kühlschrank aufgetaut werden.

3. **Ich koche vor.** Ich bekoche meine Familie sehr gern, aber nicht täglich. Deshalb koche ich bei Fleischsaucen oder Suppen gleich die dreifache Menge und kann diesen Anteil der Mahlzeit dann im Laufe der Woche mit jeweils anderen Zutaten kombinieren. Auch Reste kann man gut einfrieren (immer gut beschriften!). Praxistipp: Das fertig verpackte Gefriergut zunächst auf Kühlschranktemperatur herunterkühlen. Das beugt Kristallbildung und Gefrierbrand vor.

4. **Ich setze auf Gemüse.** Von der Ernährungsberaterin und Rezepterfinderin Jeannette Bessinger habe ich gelernt, dass Gemüse gerade bei kohlenhydratarmer Ernährung für die nötige Vielfalt sorgt. Zudem macht Gemüse wunderbar satt und liefert jede Menge Ballaststoffe und Wasser. Dank unterschiedlichster Geschmacksnoten – süß, salzig, sauer, bitter, scharf – haben wir nach dem Essen nicht das Gefühl, wir würden noch

ein Dessert benötigen. Und weil die Zähne Überstunden schieben, um die vielen Fasern zu zerkleinern, essen wir ganz von selbst langsamer, können die Aromen intensiver wahrnehmen und ermöglichen dem Körper eine optimale Verwertung. Der Gemüsebedarf liegt pro Tag bei sechs faustgroßen Portionen Rohgemüse und zwei Portionen gekochtem Gemüse.

5. Ich achte auf beste Qualität. Der Gesundheit zuliebe darf die Rechnung beim Lebensmitteleinkauf ruhig höher ausfallen. Der Aufpreis für gutes Fleisch und Bioware ist langfristig eine bessere Investition als die beste Zusatzversicherung. Aber gutes Essen ist keineswegs unerschwinglich. Direkt vom Erzeuger ist vieles günstiger, weil Zwischenhändler und Lieferaufwand wegfallen. Zudem ist es in der Regel deutlich günstiger zu kochen, als Fertiggerichte zu kaufen.

6. Ich lerne die Sprache der Barcodes. Haben Sie sich schon einmal gefragt, was die Zahlen auf den kleinen ovalen Aufklebern bei frischem Obst und Gemüse bedeuten? Dieser PLU-Code ist eine internationale Identifikationsnummer, die Informationen zu frischen Produkten gibt, aber auch die richtige Zuordnung an der Kasse ermöglicht.

Ein vierstelliger Code, der mit einer 3 oder 4 beginnt, verrät, dass ein Produkt aus konventionellem Anbau stammt, wo die Verwendung von Kunstdünger, Pestiziden und anderen chemischen Mittelchen gestattet ist und die mit entsprechenden Rückständen belastet sein können. Eine fünfstellige Ziffer, die mit einer 9 beginnt, bedeutet, dass dieses Produkt aus Bioanbau stammt. Der Erzeugerbetrieb muss bestimmte Standards erfüllen, zum Beispiel auf synthetische Pflanzenschutzmittel und Kunstdünger verzichten. Ein fünfstelliger Code, der mit einer

8 beginnt, sagt aus, dass es sich um ein gentechnisch modifiziertes Produkt handelt, also ein Produkt aus Frankensteins Küche. Aber Achtung: Diese Kennzeichnungspflicht gilt für pflanzliche Produkte. Wenn tierische Produkte von Tieren stammen, die mit Gen-Getreide gefüttert wurden, finden Sie dazu keine Angabe. Hier hilft nur der Griff zum Bioprodukt.

7. **Ich esse bewusst.** Essen ist eine ausgesprochen komplexe Tätigkeit. Jeder von uns weiß, wie stark unser Essverhalten von verschiedensten Emotionen und körperlichen Bedürfnissen gesteuert wird. Wie und was wir essen, drückt aus, wer wir sind und wie wir über Nahrung denken. Wenn wir unser Essen beim Fernsehen in uns hineinstopfen oder dabei mit den Kindern streiten, kann die Nahrung nicht ihre Aufgabe erfüllen, nämlich uns zu nähren und gesund zu erhalten. Wer sich Zeit nimmt und sich bewusst macht, wie er sich nach bestimmten Lebensmitteln fühlt, hat eine bessere Entscheidungsgrundlage und kann gut für sich sorgen. Bewusstes Essen bedeutet, dass wir uns dabei weder vom Fernsehen noch vom Smartphone ablenken lassen. Die Mahlzeit ist das Wichtigste. Wir sollten langsam essen und mit jedem Bissen die Zeit desjenigen wertschätzen, der diese Mahlzeit zubereitet hat. Essen hat auch etwas mit Dankbarkeit zu tun. Deshalb sage ich bei jeder Mahlzeit Danke für das Glück, etwas so Gesundes vor mir zu haben. Von Dr. Deanna Minich habe ich gelernt, vor dem Essen zumindest ein positives Wort zu sagen, zum Beispiel *Dankbarkeit, Liebe* oder *Frieden,* weil die Freude am Essen die Nährstoffaufnahme durch den Körper erleichtert. Auf diese Weise nähren wir Leib und Seele zugleich.

8. **Ich höre auf meinen Körper.** Essen Sie, wenn Sie Hunger haben, und hören Sie auf, wenn Sie satt sind. Für einen stabi-

len Blutzuckerspiegel und zur Abwehr von Heißhungerattacken sind fünf Mahlzeiten am Tag zu empfehlen. Das erhält zugleich die gute Laune und verhindert Fressanfälle, bei denen man alles vertilgt, was gerade greifbar ist. Wenn das nicht möglich ist – manch einem sind fünf Mahlzeiten einfach zu viel –, ist das nicht weiter schlimm. Sie kennen Ihren Körper selbst am besten. Proteinreiche Nahrung ist zwar wichtig, aber Ihr ureigenes Wohlbefinden zählt noch mehr. Wenn 180 Gramm Protein zu viel sind und 120 Gramm genau richtig – kein Problem! Dabei ist zu berücksichtigen, dass der Appetit im Laufe des Monats mit dem Östrogenspiegel steigt und fällt. Wenn eine Frau an manchen Tagen hungriger ist als sonst, sollte sie ihrem Körper vertrauen. Über einen längeren Zeitraum gleicht sich alles aus.

9. **Einmal pro Woche schlemme ich.** Beim Schlemmeressen ist alles erlaubt. Es eignet sich wunderbar, um Stoffwechsel und Leptinspiegel zu optimieren und somit Hunger und Körperfett zu regulieren. Bei kalorienarmen Diäten sinkt der Leptinspiegel meist ab. Das macht richtig hungrig und signalisiert dem Körper, sich fest an seine Fettreserven zu klammern, weil er sie vielleicht noch zum Überleben braucht. Da der Leptinspiegel unmittelbar mit der Kalorienzufuhr zusammenhängt, können die Extrakalorien beim Schlemmermahl den Körper austricksen. Wenn der Körper davon ausgeht, dass Nahrung in Hülle und Fülle da ist, gibt er seine Fettreserven ohne weiteres frei. Allerdings kann das Schlemmermahl an den Folgetagen Lust auf weitere Extras machen. Mir persönlich fällt es leichter, mir dann einen Schluck Wein zu gönnen, als eine Scheibe Brot oder Kuchen zu essen. Mit der Zeit weiß man, was man am besten verträgt.

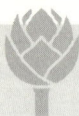 **IHR ERNÄHRUNGSTAGEBUCH**

Mit einem Ernährungstagebuch bekommt man das persönliche Essverhalten am leichtesten in den Griff. Ich empfehle vor, während und nach dem Essen das »Hungermeter« zurate zu ziehen. Notieren Sie zu Beginn einer Mahlzeit, aber auch zwischendurch und am Ende auf einer Skala von 1 bis 10, wie hungrig oder satt Sie sind. 1 bedeutet ausgehungert, 10 bedeutet pappsatt. Im Idealfall essen wir, wenn das Hungergefühl etwa bei 3 liegt und hören bei 6 wieder auf. Gewöhnen Sie sich an, alle drei Stunden zu essen, und achten Sie darauf, wann Ihnen Ausrutscher passieren. Das Ziel ist ein dauerhaft mittleres Sättigungsgefühl.

Wichtig ist auch, dass Sie sich ein kleines Ritual zum Abschluss der Mahlzeit zulegen. Mit einem Minzbonbon, Zähneputzen oder einer Tasse Kräutertee können Sie sich selbst das Signal geben, dass es jetzt mit etwas anderem weitergeht.

Starten Sie neu

Jetzt geht es ans Aufräumen von Küche und Speisekammer. Dabei entfernen wir alle Stolpersteine in Form von stark industriell verarbeiteten Lebensmitteln, die uns beim Kochen in Versuchung führen könnten. Wenn kein Brot im Haus ist, fällt Brot schon einmal aus. Dasselbe gilt für alle anderen getreide- und zuckerhaltigen Produkte, ob Kekse, Knabbereien, Süßigkeiten, Frühstücksflocken, Nudeln, Muffins, polierter Reis oder verarbeitetes Getreide. Weg damit! All diese Lebensmittel bringen Sie nur vom Weg ab, weil sie den Insulinspiegel anheben und das hormonelle Gleichgewicht des Körpers derart stören, dass der Fettabbau ins Stocken kommt.

Wenn die Familie oder die Mitbewohner nicht mitziehen, sollten Sie Ihr Essen in einem separaten Schrank lagern. Dorthin gehören Trockenfleisch, Gewürze, Nüsse, Nussmus, Salsa, Biotomaten in der Dose, Oliven, Artischockenherzen und Kokosöl. Im Kühlschrank lagern frisches Obst und Gemüse, Fett- und Proteinlieferanten. Die nachfolgende Liste zeigt, was Sie alles kaufen sollten.

Ihr persönlicher Einkaufszettel

Proteine (von glücklichen Tieren)

- Eier
- Ente
- fetter Fisch aus kalten Gewässern (Sardinen, Makrele, Hering, Kabeljau)
- Huhn
- Lamm
- nitrat- und glutenfreie Biowurst
- Pute
- Rind
- Schalentiere (Muscheln, Hummer, Shrimps)
- Trockenfleisch von Rind oder Wild
- Wild (Hirsch, Reh, Hase)
- Wildlachs (Alaska-Lachs als Filet, geräuchert, aus der Dose)

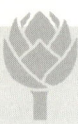

TROCKENFLEISCH AUS EIGENPRODUKTION

Trockenfleisch kann man sehr leicht selbst herstellen. Es schmeckt, ist nährstoffreich und macht Spaß! Das ist etwas anderes als die fertig verpackten Minisalamis von der Tankstelle, das ist echte Nahrung!

Für Trockenfleisch brauchen wir ein mageres Stück von einem Tier aus Weidehaltung, zum Beispiel ein Rindersteak. Fettere Stücke werden schneller ranzig. 450 Gramm Steakfleisch quer zur Faser in 0,5 Zentimeter dicke Streifen aufschneiden (am besten gleich beim Einkauf mit der Maschine schneiden lassen).

Den Ofen so niedrig wie möglich vorheizen, auf etwa 65 °C. In einem ausreichend großen Topf zwei Esslöffel Coconut Aminos (eine sojafreie Würzsauce), eine zerdrückte Knoblauchzehe, einen Esslöffel Rohhonig und einen Teelöffel Zwiebelpulver erhitzen. Einmal aufkochen, herunterschalten und die Fleischstreifen hineingeben. Zwei Minuten auf kleiner Stufe sieden lassen. Das Fleisch entnehmen, auf Küchenkrepp legen und trocken tupfen.

Die Fleischstreifen auf dem Grillrost ausbreiten und über einem Backblech sechs bis acht Stunden backen. Nach der Hälfte der Zeit einmal wenden. Das Fleisch ist fertig, wenn es dunkel wird und beim Biegen bricht.

Abkühlen lassen und in sauberen, gut verschließbaren Gläsern aufbewahren oder in Tiefkühlpapier wickeln und einfrieren. So behandelt sind die Streifen zwei bis drei Monate haltbar.

Kohlenhydrate

Gemüse
- Auberginen
- Blattsalat (Feldsalat, Kopfsalat, Radicchio, Romana, Rucola ...)
- Blumenkohl
- Brokkoli
- Brokkoligrün
- Grünkohl
- Gurken
- Lauch
- Karotten
- Paprika
- Pilze
- Radieschen
- Rosenkohl
- Rote Bete
- Rotkohl
- Rucola
- Schalotten
- Sellerie
- Senfblätter
- Spargel
- Sprossen (Bohnen, Brokkoli)
- Tomaten
- Weißkohl
- Zucchini
- Zwiebeln

Stärkehaltiges Gemüse (Kohlenhydrategehalt beachten!)
- Butternutkürbis
- Hokkaidokürbis
- Kochbananen
- Pastinaken
- Rüben
- Spaghettikürbis
- Süßkartoffeln (Yams)
- Taro

Frische Früchte
- Äpfel
- Aprikosen
- Beeren
- Birnen
- Cantaloupe-Melone
- Clementinen
- Grapefruits
- Kirschen
- Kiwis
- Limetten
- Orangen
- Pfirsiche
- Pflaumen
- Zitronen

Diese Früchte gibt es nur einmal pro Tag, am besten nach dem Sport:
- Ananas
- Banane

- Mango
- Papaya
- Trauben
- Wassermelone

Fette
- Nüsse, Kerne und Samen: Haselnüsse, Macadamianüsse, Mandeln, Paranüsse, Pekannüsse, Pinienkerne, Pistazien, Walnüsse, Cashewkerne, Chiasamen, Kürbiskerne, Leinsamen, Sesamsamen, Sonnenblumenkerne (Luftdicht verschlossen im Kühlschrank aufbewahren, damit sie nicht ranzig werden.)
- Nussmus: aus Sonnenblumenkernen, Kürbiskernen und Sesamsamen, Mandeln, Walnüssen, Pistazien, Haselnüssen, Paranüssen, Pekannüssen, Cashewkernen und Macadamianüssen. (Alle diese Erzeugnisse enthalten viele Spurenelemente und hochwertige Fette.)
- Avocado
- Butter und Butterschmalz (ungesalzen, von Tieren aus Weidehaltung)
- Entenfett
- Kokosflocken (ungesüßt)
- Kokosöl
- Mandeln, gemahlen
- Oliven
- Olivenöl, extra vergine
- Sahne (von Tieren aus Weidehaltung)
- Rindertalg
- Schmalz (vom Schwein oder von Geflügel)
- Traubenkernöl

Saucen und Würzmittel

- Biobrühe (Rind, Huhn oder Gemüse)
- Coconut Aminos (Sojasaucenersatz auf Kokosbasis)
- Essig (Balsamico, Apfelessig, Weißweinessig)
- frische Kräuter
- Gewürze aller Art (ohne Gluten- oder Sojazusätze)
- Meerrettich
- Olivenöl, extra vergine
- Pfeffersauce
- Senf
- Tomatenmark (Bio)
- Wasabi

Getränke

- Wasser! Wasser! Wasser!
- grüner und schwarzer Tee
- Biokaffee
- heißer Kakao aus Wasser, ungesüßtem Kakaopulver und Stevia
- Mandelmilch oder Kokosmilch (ungesüßt)
- Kokoswasser (ungesüßt)
- Mineralwasser

Backzutaten

- Butter
- Honig
- Kakaopulver
- Kokosmehl
- Kokosöl
- Mandelmehl (geschälte, fein gemahlene Mandeln)

- Pekanmehl
- Stevia
- Traubenkernöl
- Xylitol

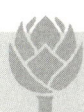

VERÄNDERUNG BRAUCHT PRAXIS

Nach so vielen Jahren als Ernährungsberaterin, die ihre eigenen Ratschläge auch selbst täglich umsetzt, vergesse ich mitunter, wie schwer einem die Umstellung von Essgewohnheiten fallen kann. Wenn ich meinen Klientinnen bei der Durchsicht ihres Ernährungstagebuchs zum Glutenverzicht rate, ernte ich vornehmlich zwei Reaktionen. Frau A sagt: »Ich sehe bloß noch das, was ich nicht essen darf.« Frau B sagt: »Ich sehe lauter neue Möglichkeiten.«

Wie können zwei Menschen die Welt so unterschiedlich wahrnehmen? Es ist tatsächlich eine Frage des Standpunkts. Wir müssen dem, was wir vorhaben, Priorität einräumen und eine klare Linie zu dem ziehen, was wir nicht wollen. Welchen Standpunkt wir dann wählen und in welche Richtung wir blicken, obliegt unserer Entscheidung. Wir können uns selbst im Weg stehen, aber auch einfach loslaufen auf dem Weg zum Erfolg.

Veränderungen sind nicht leicht zu bewerkstelligen, besonders wenn man noch nicht dazu bereit ist. Für jemanden, der längere Zeit von Blätterteigteilchen mit Käse gelebt hat, bricht eine Welt zusammen, wenn er plötzlich Nüsse, Steak und Spinat essen soll. Zum Jäger und Sammler zu werden erfordert Mut und Übung, und die meisten Menschen stellen sich lieber allmählich um. Das Paleo-Konzept ist im Grunde einfach, das Gehirn kann leicht auf paleokonforme Lebensmittel umschwenken. Abrupte Veränderungen fallen vielen von uns schwer, aber einen langsamen Schwenk schaffen wir allemal.

Wir haben immer die Wahl, ob wir uns als Opfer unserer Entscheidungen sehen oder als Akteure. Solange wir uns für fremdbestimmt halten, fühlen wir uns mit der neuen Lebensweise nicht wohl. Zwischen den Aussagen »Meine Ernährungsberaterin sagt, ich darf das nicht essen« und »Ich esse lieber Lebensmittel, die mir helfen, schlank zu werden« ist ein himmelweiter Unterschied. Mit der nötigen Veränderungsbereitschaft fühlt sich die Umstellung genau richtig an, und bald werden Sie das Gefühl haben, dass Sie es sich richtig gutgehen lassen.

Beste Freunde

Protein und faserreiche Gemüse sind Ihre besten Verbündeten für den Erhalt Ihrer Muskelmasse. Ohne ausreichende Proteinzufuhr bauen wir Muskeln ab, was die Entzündungsbereitschaft erhöhen, zur Ausschüttung von mehr Stresshormonen führen, den Stoffwechsel ausbremsen und die Fetteinlagerung erhöhen kann. Proteinverzehr erhält die Muskeln und ihren Stoffwechsel und sorgt für ein biochemisches Gleichgewicht im Gehirn. Davon profitieren wir in mehrfacher Hinsicht: beim Verhältnis von Fettgewebe zu Muskelmasse, bei Schlaf, Laune und den Hormonen – wir fühlen uns einfach insgesamt besser.

Wie bereits erklärt, benötigen wir pro Kilogramm Körpergewicht täglich etwa 2,2 Gramm Protein. Bei einem Körpergewicht von 70 Kilo sind das täglich etwa 150 g Proteine. Tierische Nahrungsmittel haben einen Proteinanteil von etwa 20 bis 25 Prozent. Das heißt, Sie müssen etwa 650 Gramm Nahrungsmittel tierischen Ursprungs essen, die sich auf drei Hauptmahlzeiten mit je 150 Gramm Proteinanteil und zwei Snacks mit je 60 bis 90 Gramm Proteinen verteilen könnten.

Haben Sie bitte keine Angst vor einer Gewichtszunahme durch erhöhte Kalorienzufuhr. Die Paleo-Ernährung zielt auf ein hormonelles Gleichgewicht ab, das den Körper letztlich dazu bringt, Kalorien – und damit letztendlich auch Körperfett – effizienter zu verbrennen. Vielleicht nehmen Sie tatsächlich ein paar Kalorien mehr zu sich, aber Sie werden trotzdem Fett abbauen, länger satt sein, nicht unter Heißhungerattacken leiden und beim Sport und auch insgesamt leistungsfähiger werden. Sie werden auch merken, dass Sie weniger Stimulantien wie Kaffee brauchen, um den Tag durchzustehen. 80 Prozent der körperlichen Veränderungen und des Muskelaufbaus entstehen allein durch die Ernährung. Sport leistet einen 20-Prozent-Beitrag, unter anderem, indem er das Insulin in die Zellen bringt.

Grüne Götter

Grünes Gemüse ist in der Paleo-Ernährung von größter Bedeutung. Grünes Blattgemüse wie Grünkohl, Spinat oder Rucola entlastet aufgrund seines Nährstoffgehalts die Leber, dämpft die Entzündungsbereitschaft im Darm, verhilft uns zu reiner Haut und beschert uns massenweise Energie.

Was kann grünes Gemüse?

- Es hilft uns, Chemikalien aus der Umwelt, die wie Östrogene wirken (Xenoöstrogene) im Körper abzubauen, und trägt zur Krebsprävention bei.
- Es liefert zahlreiche Antioxidantien und stimuliert Enzyme, die den Körper entgiften.
- Es wandelt Schadstoffe aus Alkohol und Tabak in Endprodukte um, die der Körper ausscheiden kann.
- Es schützt vor Karzinogenen (krebserzeugenden Stoffen) aus der Umwelt, indem es Toxine bindet und deaktiviert.
- Es fördert die Verdauung, reguliert den Appetit und die Lust auf Süßes und erleichtert das Abnehmen.

Trinkgemüse

Viele Menschen essen nicht jeden Tag ausreichend grünes Blattgemüse. In solchen Fällen sind grüne Säfte eine schnelle, einfache Methode, sich mit einer gesunden Dosis Nährstoffe zu versorgen. Allerdings können Säfte oder Smoothies immer nur eine Ergänzung zum Gemüseverzehr sein – einen gleichwertigen Ersatz für frisches, faserreiches grünes Gemüse gibt es nicht.

Für die ersten zwei Wochen Paleo-Detox würde ich Ihnen empfehlen, dreimal täglich einen grünen Saft zu trinken. Sie können zwischen drei Varianten wählen:

1. frisch aus dem Entsafter
2. direkt aus dem Standmixer, wo das Gemüse als Ganzes verarbeitet wird und die Ballaststoffe erhalten bleiben
3. als Pulverzusatz in einem Glas Wasser oder einem Smoothie nach dem Training

Egal, für welche Variante Sie sich entscheiden, der Körper wird es Ihnen danken – mit frischer Energie, einem strafferen Bauch, einer gesunden Verdauung und einem strahlenden Teint.

»Aber Esther«, höre ich bei der Beratung häufig, »schon beim Gedanken daran, jeden Tag dieses grüne Zeug zu trinken, wird mir ganz anders. Kann ich nicht einfach viel Gemüse essen?« Die Sache ist einfacher und angenehmer, als Sie glauben. Eigentlich sollte jeder täglich grünes Gemüse trinken, um den Körper zu entlasten und all die Chemikalien auszuleiten, denen wir ausgesetzt sind. Mengenmäßig kann ein Glas Saft dem Körper dreimal mehr Gemüse zuführen, als wir essen könnten; und Zeit spart es natürlich auch. Probieren Sie es aus! Ich verrate Ihnen das Rezept für meinen Lieblingssmoothie. Er gibt Ihnen einen Energieschub, der den ganzen Tag über anhält.

Eine Einschränkung gilt für Schwangere oder Frauen, die gern schwanger werden möchten: Sie sollten den *Grünen Gangster* nicht trinken, denn Petersilie kann in großen Mengen die Gebärmutter stimulieren. Insbesondere im kritischen ersten Schwangerschaftsdrittel kann dies das Risiko einer Fehlgeburt erhöhen.

Grüner Gangster

1 Portion
1 Handvoll (etwa 50 g) Spinat
1 Handvoll (etwa 100 g) Grünkohl
1 Bund Petersilie
1 kleine Salatgurke
1 Stange Sellerie

Alle Zutaten in den Entsafter oder den Standmixer geben. Im Mixer einen Viertelliter Wasser hinzufügen. Zubereiten und sofort trinken.

Wer ein Gemüsepulver kauft, sollte darauf achten, dass es möglichst keine künstlichen Zusätze enthält. Ich persönlich nehme Gemüse in Pulverform auf Reisen mit und gebe etwas davon in den Shake nach dem Sport, wenn ich gerade kein frisches Blattgemüse zur Hand habe.

Flacher Bauch dank Fasern

Sie denken, Ballaststoffe sind etwas Überflüssiges und haben einen Glamourfaktor von null? Wenn Sie später zufrieden auf Ihren flachen Bauch blicken und überlegen, wie lange Sie schon nicht mehr mit Hungerattacken zu kämpfen hatten, werden Sie anders darüber denken! Ein ausreichender Verzehr von Ballaststoffen in Form von frischen Pflanzenfasern sorgt für eine zuverlässige Verdauung und lässt Blähungen zurückgehen. Fasern tragen zu einer gesunden Darmflora bei, was dem Körper wiederum bei der Herstellung von Verdauungsenzymen hilft. Außerdem regt ein hoher Ballaststoffanteil in der Ernährung die Darmtätigkeit an.

Verstopfung ist eines der Probleme, über die meine Klientinnen zu Beginn der Beratung am häufigsten klagen. Wenn wir dann Ursachenforschung betreiben, stellt sich meist heraus, dass die Betroffenen Antibiotikabehandlungen hinter sich haben oder orale Empfängnisverhütungsmittel einnehmen. Was haben diese Medikamentengruppen mit der Verdauung zu tun? – Jede Menge! Mit Antibiotika töten wir neben den unerwünschten Krankheitserregern auch die nützlichen Bakterien im Darm ab. Und die Pille kann die Darmflora derart stören, dass sich Hefepilze dort ausbreiten. Dagegen helfen die Stoffe aus Pflanzenfasern. Sie sorgen für eine gesunde Verdauung und unterstützen die gesunden Bakterien im Darm.

Auch für das hormonelle Gleichgewicht sind Ballaststoffe unverzichtbar, denn sie binden im Darm Östrogene, sodass der Körper sie ausscheiden kann. Die Lignane in Leinsamen sind Phytoöstrogene (östrogenähnliche pflanzliche Substanzen), die bei niedriger Dosierung wie Östrogen wirken, in höherer Dosierung hingegen Östrogen blockieren. Wenn die Tage vor den Tagen also immer wieder sehr unangenehm werden oder Sie mit großen Schritten auf die Menopause zusteuern, sollten Sie gemahlenen Leinsamen und Chiasamen in Ihren Speiseplan aufnehmen, um den Östrogenpegel in Ihrem Körper zu regulieren.

Für die tägliche Ballaststoffmenge gibt es keine starren Vorgaben. 30 Gramm pro Tag sind das Minimum, ansonsten essen Sie am besten so viel davon, wie Ihnen persönlich guttut. In zwei Esslöffeln frisch gemahlener Leinsamen oder Chiasamen stecken vier beziehungsweise sieben Gramm Ballaststoffe, weitere hervorragende Quellen sind dunkelgrünes Blattgemüse, Süßkartoffeln, Kürbis und frisches Obst. Normalerweise verzehren wir zu wenige Ballaststoffe. Gehen Sie von mindestens 1,5 bis zwei Liter rohem Gemüse aus oder der Hälfte dieses Volumens an gekochtem Gemüse. Das entspricht drei bis vier faustgroßen Portionen Rohgemüse oder aber anderthalb bis zwei faustgroßen Portionen gekochtem Gemüse. Wer mit diesen Mengen überfordert ist oder einfach zu wenig Zeit hat, schmeißt einen Teil davon in den Mixer und trinkt seine Portion Ballaststoffe.

Paleo-Grauzonen

Wir wollen zwar auf typische Produkte der modernen Landwirtschaft verzichten, aber auch bei der Paleo-Ernährung gibt es Grauzonen. Wer die nachfolgend aufgeführten Lebensmittel verträgt, darf sie gerne in seinem Speisplan berücksichtigen. Ansonsten sollten Sie möglichst vollständig darauf verzichten oder sie nur zu speziellen Anlässen essen. Ich stelle Ihnen keinen Unbedenklichkeitsschein für Milchprodukte und Co. aus, aber hier bin ich tolerant, weil mir bewusst ist, dass einiges Auslegungssache ist. Das Wichtigste ist, dass Sie das Paleo-Konzept dauerhaft durchhalten, deshalb ist die eine oder andere Ausnahme durchaus in Ordnung.

Milchprodukte

In der Steinzeit bekam der Mensch Milch nur, solange er gestillt wurde. Heute hingegen gehören Milch, Käse, Jogurt und andere

Milchprodukte für viele zum Alltag. Das Enzym Laktase kann Milchzucker – Laktose – zerlegen und damit die Milchverdauung ermöglichen. Manche Europäer haben keine Probleme mit der Laktaseproduktion, doch bei fast allen außereuropäischen Volksgruppen stellt der Körper die Laktaseproduktion schon in jungen Jahren ein. Deshalb führen Kuhmilch und andere Milchprodukte bei Menschen mit Laktoseintoleranz zu Verdauungsproblemen (wobei Ziegen- oder Schafsmilch teilweise vertragen werden). Wer trotz einer Laktoseintoleranz Kuhmilch zu sich nimmt, wird meist mit Übelkeit, Blähungen oder Durchfall bestraft. Aber auch wenn Sie den Eindruck haben, Milch bekommt Ihnen, sollten Sie damit vorsichtig sein. Viele Studien deuten auf eine Verbindung zwischen dem Konsum pasteurisierter Milch und einer Verschlimmerung von Laktoseintoleranz, Allergien, Asthma, gehäuften Ohrentzündungen, Magen-Darm-Problemen, Diabetes, Autoimmunerkrankungen und Aufmerksamkeitsdefizitsyndromen mit und ohne Hyperaktivität. Vor allem bei konventionell erzeugter Milch müssen Sie mit Rückständen von Antibiotika rechnen, ganz zu schweigen von Omega-6-Fetten und den Abbauprodukten von genverändertem Mais und Soja, mit dem die Kühe gefüttert werden. Ich sage hier: Nein danke!

Außerdem sollten wir die Wirkung von Milch und Milchprodukten auf den Hormonhaushalt bedenken. Milch hat einen hohen Kohlenhydratanteil (zehn Gramm Milchzucker auf 200 Milliliter). Besonders fettreduzierte Milch lässt daher den Insulinspiegel ansteigen. Viele Sportler trinken genau deshalb nach dem Training Milch. Wer allerdings körperlich weniger aktiv ist und mehr als einen Dreiviertelliter Milch pro Tag trinkt, wird unweigerlich zunehmen.

Kuhmilch

Rohmilch ist leichter verdaulich als pasteurisierte Milch, weil sie viele Probiotika enthält, die zu einer gesunden Darmflora beitragen. Außerdem enthält Rohmilch Phosphatase-Enzyme, die dem Körper die Kalziumeinlagerung erleichtern. Rohmilch aus Weidehaltung erhält schlank, weil sie große Mengen an konjugierter Linolsäure (CLA) und Omega-3-Fetten enthält. Beide Stoffe unterstützen die natürliche Fettverbrennung. Außerdem liefert uns Rohmilch Proteine, Mineralien und alle bekannten fett- und wasserlöslichen Vitamine. Der Verkauf frischer Rohmilch ist aus hygienischen Gründen zumindest in Deutschland nur eingeschränkt möglich: Sie erhalten sie frisch direkt ab Hof oder filtriert und verpackt als *Vorzugsmilch*. Auch sie ist weder homogenisiert noch ultrahocherhitzt oder pasteurisiert, muss deshalb gut gekühlt werden. Schwangere, Kleinkinder und Menschen mit einem geschwächten Immunsystem sollten wegen der Gefahr einer Listeriose keine Rohmilchprodukte zu sich nehmen.

Ganz anders sieht es bei *pasteurisierter Milch* aus: Hier sind alle Bakterien – auch die nützlichen – abgetötet, sodass das Kalzium nicht mehr resorbiert werden kann, und die Enzyme sind denaturiert. Wer also keine Milchprodukte verträgt, sollte sich fragen, ob es tatsächlich an dem tierischen Produkt liegt oder am Verarbeitungsprozess.

Wir wissen heute, dass Kühe, die nur Gras und Heu bekommen, hochwertigere Milchprodukte liefern. Neben gesunden gesättigten Fetten stecken in solchen Produkten auch Vitamin K2 (wichtig für die Knochenbildung), Omega-3-Fettsäuren und die antioxidative konjugierte Linolsäure (CLA). Ich werde niemanden auffordern, künftig bei der Butter ordentlich zuzugreifen, aber wenn Sie Michprodukte essen, sollten Sie immer die beste verfügbare Qualität wählen.

Käse

Ähnliches gilt für Käse: Besonders empfehlenswert sind Ziegenkäse, Feta, Schafskäse, Büffelmilchkäse und alle Sorten Rohmilchkäse. Bei einer Allergie oder Überempfindlichkeit gegenüber Kuhmilch ist Käse aus Ziegen-, Schafs- und Büffelmilch bekömmlicher. Nicht pasteurisierter Käse ist eine bessere Kalziumquelle als stärker verarbeitete Sorten, weil der Pasteurisierungsprozess dem Körper die Kalziumaufnahme erschwert.

Joghurt

Joghurt entsteht durch Vergärung und enthält viele Probiotika – lebende Mikroorganismen, die das Immunsystem gesund halten, Nährstoffe erzeugen und die natürliche Darmfunktion unterstützen. Fermentierte Milchprodukte sind die beste Form, Milch zu sich zunehmen, weil der Zucker während der Gärung weitgehend verbraucht wird. Ein gesunder Mensch trägt im Darm etwa zwei Kilo nützlicher Bakterien mit sich herum, und Joghurt trägt dazu bei, diese gesunde Darmflora zu erhalten. Er enthält wenig Laktose und ist leicht verdaulich. Nehmen Sie jedoch immer die Vollmilchvariante. Fettreduzierte Produkte – egal ob von Ziege, Schaf oder Kuh – registriert der Körper wegen des Milchzuckers als Zucker und erhöht entsprechend die Insulinausschüttung. Und fertiger Fruchtjogurt ist natürlich tabu; wenn Sie Lust auf Süßes haben, geben Sie ein paar frische Beeren, Mandelblättchen und eine Prise Stevia dazu.

Butter und Sahne

Butter und süße Sahne (ab 30 Prozent Fettanteil) zählen zu meinen Lieblingsfetten. Beides sind zwar Milchprodukte, doch sie bestehen weitgehend aus gesättigten Fetten und enthalten kaum noch Laktose. Gegen einen Schuss Schlagsahne im Kaffee oder in Butter gedünstetes Gemüse ist daher normalerweise nichts einzuwenden. Im Sinne des *Clean Eating* wäre geklärte Butter, also Butterschmalz oder Ghee, eine noch bessere Wahl. Dieser Buttervariante sind alle festen Milchbestandteile entzogen, sodass nur das köstliche, gesunde Butterreinfett übrig bleibt. Geklärte Butter lässt sich höher erhitzen und ist länger haltbar. Wer also nicht mit Autoimmunerkrankungen oder schweren Lebensmittelallergien kämpft, darf gern Butter und Schlagsahne aus Weidehaltung essen. Ansonsten ist man mit Butterschmalz auf der sicheren Seite.

Geklärte Butter lässt sich übrigens leicht selbst herstellen: Ungesalzene Butter in einem Topf auf mittlerer Stufe erhitzen, bis sie schäumt. Sobald der Schaum zusammenfällt, bilden sich in der Butter weiße Pünktchen, die rasch braun werden. Jetzt den Topfboden in kaltes Wasser tauchen. Die Butter durch einen Kaffeefilter oder ein doppelt gelegtes, festes Baumwolltuch in ein Gefäß abgießen. Die geklärte Butter tropft hindurch und sammelt sich am Boden. Den Filter mit den Eiweißbestandteilen werfen wir weg. Das Butterreinfett sollte rasch verbraucht oder verschlossen im Kühlschrank gelagert werden.

Ein absolut milchfreier Schlagsahneersatz ist Kokoscreme. Öffnen Sie eine Dose vollfette Kokosmilch und schöpfen Sie die dicke Creme in der oberen Hälfte in eine separate Schüssel ab. Geben Sie eine Prise Vanille und Steviapulver hinzu und schlagen Sie die Masse steif. Alternativ kaufen Sie fertige Kokoscreme in der Dose und rühren Vanille und Stevia hinein. Ich gönne mir gern vor dem Sport einen Esslöffel davon im Kaffee.

Proteinpulver

Proteine sind die nächste Grauzone im Bereich der Milchprodukte – hier spalten sich die Gemüter. Wer grundsätzlich kein Problem mit Milchprodukten hat, darf sich ruhig mehrmals pro Woche einen Molkeshake (Wheyprotein) gönnen. Achten Sie jedoch auf höchste Qualität. Das Produkt muss aus Weidehaltung stammen und sollte während der Herstellung nicht zu hohen Temperaturen ausgesetzt worden sein. Für Proteindrinks, die mit Verfahren wie Cross-Flow-Filtration, Mikrofiltration, Ultrafiltration, Hydrolisierung oder Ionenaustauschmethoden hergestellt wurden, gilt die Devise: Finger weg. Die meisten angebotenen Wheyprotein-Drinks wurden ultrahoch erhitzt. Diese Behandlung schädigt viele wertvolle Milchbestandteile und kann selbst bei Menschen, die bisher nicht gegen Milch allergisch waren, eine Unverträglichkeit oder Intoleranz auslösen.

Hochwertige Molkeerzeugnisse enthalten Laktoferrin, Immunglobuline, Serumalbumin, aktive Peptide und Wachstumsfaktoren, welche die wichtigsten Proteine überhaupt sind.

Molke ist eine hochwertige Proteinquelle, aber getrunkene Kalorien bewirken stets eine höhere Insulinreaktion. Deshalb sollte man solche Shakes am besten nach dem Training zu sich nehmen. Zudem ist Molke zwar ein natürlicher Milchbestandteil, doch Wheyprotein-Pulver ist stark verarbeitet, also mit Augenmaß zu verwenden. Dasselbe gilt für Proteine aus Ziegenmilch.

Gesüßte Produkte sollten übrigens ausschließlich mit Stevia oder (gelegentlich) mit Xylitol versetzt sein.

Kaffee

Unsere frühen Ahnen haben zwar keinen Kaffee und bestimmt nicht viel Koffein zu sich genommen, aber Kaffee ist im Rahmen der Paleo-Ernährung meiner Ansicht nach durchaus akzeptabel. Wer bisher kein großer Kaffeefreund war, braucht damit jetzt nicht anzufangen. Aber solange es bei einer Tasse pro Tag bleibt, braucht niemand ein schlechtes Gewissen zu haben. Ich rate jedoch zu Biokaffee, weil konventionell erzeugter Kaffee Pestizide enthält – eine Extradosis Gift braucht der Körper schließlich nicht. Die beste Zeit zum Kaffeetrinken ist kurz vor dem Sport, weil Kaffee Leistungsfähigkeit und Ausdauer verbessert – was im Übrigen auch dafür spräche, unseren Kaffee kurz vor dem Sex zu genießen.

Alkohol

Was Alkohol angeht, lebe ich persönlich nicht abstinent, bin aber von Martini auf vergorene Trauben umgeschwenkt. Im Zweifelsfall ist Rotwein noch die gesündeste Option. Spanische Weine enthalten die meisten Antioxidantien, weil die Trauben in größeren Höhen angebaut werden und zum Schutz vor der Sonne eine dickere Haut ausbilden. Die frühen Menschen haben gelegentlich kleine Mengen Alkohol in Form von vergorenen Früchten zu sich genommen – das ist natürlich nicht zu vergleichen mit den Alkoholmengen, die wir konsumieren, wenn auch bei uns die Verarbeitungsmethoden besser sind. Wenn Sie möchten, gönnen Sie sich ein Glas als »kleines Extra« an Ihrem Schlemmertag. Ansonsten gilt für Alkohol: Er drückt den Pausenknopf bei der Fettverbrennung – und das ist ja nicht unser Ziel.

Sojaprodukte

Was ist mit Soja? Gute Frage! Soja ist ein echtes Problem, denn dieser Pflanze wurde schon viel Gutes nachgesagt. Früher habe ich in Form von Tofu, Sojabohnen, Tempeh oder Sojamilch reichlich Soja verzehrt, doch inzwischen weiß ich mehr und habe erhebliche Bedenken, die ich Ihnen gerne näher darlege:

- Soja enthält viel Protein, ihm fehlt aber die Aminosäure Methionin, die für den Muskelaufbau entscheidend ist. Deshalb gibt es vermutlich so wenige Bodybuilder, die Vegetarier sind.
- Soja unterdrückt die Schilddrüsenfunktion, weil die Phytoöstrogene in Soja das hormonelle Gleichgewicht stören können.
- Sojabohnen enthalten viel Phytinsäure, die in großen Mengen im Darm die Aufnahme essenzieller Mineralstoffe wie Kalzium, Magnesium, Kupfer, Eisen und Zink blockieren kann.
- In der Steinzeit standen Sojabohnen nicht auf dem Speisezettel; sie gehören noch nicht lange zu den Grundnahrungsmitteln. Viele Leute sind gegen Soja allergisch und reagieren mit starken Blähungen. Bei Autoimmunkrankheiten wie Colitis ulcerosa oder Zöliakie sollten Sie die Finger von Soja lassen.
- Wegen seines hohen Arginingehalts kann Soja Herpesausbrüche begünstigen.

Wenn Sie auf Soja verzichten möchten, sollten Sie wissen, dass dieser Wolf im Schafspelz viele Namen haben kann. Auf Verpackungsangaben kann sich hinter folgenden Begriffen Soja verbergen: hydrolisiertes pflanzliches Protein, pflanzliches Öl, Gemüsebrühe, Bouillon, natürliche Aromen, Monoglyzerid, Natriumglutamat. Solche Bestandteile *können* aus Soja gewonnen sein, müssen es aber nicht. Hinzu kommt, dass gerade die Sojaproduktion von der Gentechnik dominiert ist – und darauf liefern die Herstellerangaben keinen Hinweis.

Viele Studien haben ergeben, dass traditionell fermentiertes Soja, wie es in der asiatischen Küche verbreitet ist, diversen Krankheiten vorbeugen oder diese lindern kann. Hierzu zählen beispielsweise verschiedene Herzerkrankungen und Krebsarten. Der Fermentierungsprozess stoppt die Wirkung der Phytinsäure und macht die Isoflavone, die als pflanzliche Östrogene wirken, besser verfügbar. Außerdem entstehen dabei Probiotika, und der Körper erhält mehr gut verdauliche Nährstoffe, die er leicht aufnehmen kann. Sicherheitshalber sollten solche Produkte – darunter Miso, Natto, Tempeh, Sojasauce und fermentierter Tofu – jedoch nur zum Verfeinern von Speisen verwendet werden.

Der Paleo-Detox-Plan

Das alles erwartet Sie während der 14-tägigen Entgiftungsphase:

1. Hauptmahlzeiten mit Proteinen, Gemüse und hochwertigen Fetten (ermitteln Sie Ihren Proteinbedarf auf Seite 110).
2. Nach jedem Training ein Stück Obst.
3. Keine Zutaten oder Lebensmittel mit Zucker oder stark verarbeiteter Stärke.
4. Kaffee mit Koffein nur vor dem Sport; ansonsten gibt es grünen Tee.
5. Drei grüne Getränke pro Tag: frisch gepresster Saft aus grünem Blattgemüse, ein Esslöffel Gemüsepulver in einem Viertelliter

Wasser oder im Proteinshake nach dem Training, gern auf Eis und mit Zitrone.

6. Viel Wasser, damit keine Dehydrierung eintritt. Das Ziel sind acht bis zehn Gläser pro Tag.

In dieser Startphase fallen die Mahlzeiten recht einfach aus. Obst und Gemüse können Sie vorab schnippeln, und einige Gerichte eignen sich gut zum Vorkochen und Einfrieren. So steht zur Essenszeit oder für den Imbiss immer etwas bereit. Gegrillte Hühnerbrust, sonstiges Fleisch und vorbereitetes Gemüse sind im Kühlschrank gut aufgehoben und erleichtern die schnelle, mühelose Zubereitung. Die Rezepte für den Paleo-Detox-Plan sind ganz einfach. Wer gerne kocht und mit Gewürzen jongliert, darf aber natürlich Rezepte aus Phase 2 und 3 ausprobieren.

Nach den ersten zwei Wochen winken zusätzliche Rezepte und mehr Spielraum bei Kohlenhydraten und Stärke.

Für »richtige« Mahlzeiten schlagen Sie bitte im Rezeptteil nach (ab Seite 241). Wenn Olivenöl als Zutat angegeben ist, verwenden Sie bitte immer ein hochwertiges, kalt gepresstes natives Olivenöl (auch erkennbar an der Bezeichnung »extra vergine«).

Tag 1

Frühstück: Zwei Rühreier mit Spinat, Tomaten und Zwiebel; ein Esslöffel Kokosöl zum Braten.

Snack: Zwei Esslöffel Mandelmus mit zwei Stangen Staudensellerie.

Mittags: 180 Gramm gegrillte Hähnchenbrust mit einem Salat aus Spinat, Tomate, Gurke und ¼ Avocado. Dressing aus je einem Esslöffel Olivenöl und Balsamicoessig.

Snack: Zwei gerollte Scheiben Putenbrustaufschnitt mit ¼ Avocado und einer rohen Möhre.

Abends: 180 Gramm gegrilltes Steak, gebackener Rosenkohl (Zubereitung gebackenes Gemüse siehe Kasten Seite 163) und grüner Salat (siehe Seite 263) mit je einem Esslöffel Olivenöl und Balsamicoessig.

Tag 2

Frühstück: 120 Gramm gegarter Putenschinken, zehn Mandeln und eine fingerdicke Scheibe Cantaloupe-Melone.

Snack: 60 Gramm Räucherlachs und ¼ Avocado.

Mittags: 180 Gramm gegrillte Frikadellen mit Senf und Sauerkraut, zehn Stangen gegrillter Spargel mit gebratenen Zwiebeln. (Eine halbe Zwiebel würfeln und in einer kleinen Pfanne in einem Teelöffel Olivenöl glasig braten.)

Snack: Zwei große hart gekochte Eier und zehn Mandeln.

Abends: Putenchili (genügt für 4 Portionen): In einer großen Pfanne 450 Gramm Putenhackfleisch in einem Esslöffel Kokosöl anbraten. Ein Glas Biotomatensauce hinzufügen und auf kleiner Stufe 30 Minuten kochen lassen. Vom Herd nehmen. Eine Handvoll Spinat (ca. 50 Gramm) waschen, abtropfen lassen, die Blätter in die Sauce rühren und mit Deckel zwei Minuten in der Sauce zusammenfallen lassen. Mit Chili abschmecken.

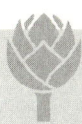 **GEBACKENES GEMÜSE**

Ich bereite Gemüse am liebsten im Backofen zu. Rosenkohl, Kürbis, Fenchel, grüne Bohnen, Brokkoli, Blumenkohl oder Süßkartoffeln werden dabei mit minimalem Aufwand ausgesprochen lecker, ob frisch aus dem Ofen, bei Zimmertemperatur oder später direkt aus dem Kühlschrank.

So geht's: Das Gemüse in mundgerechte Stücke schneiden. In einer großen Schüssel mit einem Esslöffel Olivenöl und einem halben Teelöffel Meersalz vermengen. Auf Wunsch noch einen Viertelteelöffel frisch gemahlenen schwarzen Pfeffer hinzufügen. In einer Lage auf dem Backblech ausbreiten und im vorgeheizten Backofen bei 200 °C 20 bis 30 Minuten backen (je nach Gemüsesorte und gewünschter Garstufe). Nach der Hälfte der Backzeit einmal wenden.

Tag 3

Frühstück: Drei kleine Putenbratwürstchen mit Tomatenscheiben.

Snack: Eine Dose (ca. 90 Gramm) Alaska-Seelachs aus Wildfang mit einem Teelöffel Olivenöl und zwei Teelöffeln Apfelessig verrühren. Auf Gurkenscheiben anrichten.

Mittags: Salatwraps: 120 Gramm Putenbrustaufschnitt mit einem Esslöffel Senf bestreichen und in Salatblätter wickeln (zum Beispiel Romanasalat).

Snack: Eine Handvoll Nüsse (etwa 70 Gramm) und 60 Gramm Trockenfleisch (Rind).

Abends: 180 Gramm gegrillter Fisch (Tilapia) mit Grünkohlchips (siehe Seite 264) und grünem Salat (siehe Seite 263) mit je einem Esslöffel Olivenöl und Balsamicoessig.

Tag 4

Frühstück: 90 Gramm Putenschinken mit einer Tomate und ¼ Avocado.

Snack: 60 Gramm gegrilltes Hühnerfleisch und einige Stangen Spargel.

Mittags: 180 Gramm Wildlachs, gegrillt, gebacken oder pochiert, auf Spinatbett. Mit dem Saft einer halben Zitrone und einem Esslöffel Olivenöl beträufeln.

Snack: 60 Gramm Putenaufschnitt mit Tomatenscheiben.

Abends: 125 Gramm Rinderhack mit Zwiebelpulver, Knoblauchpulver und frischer Petersilie anbraten. Dazu gibt es 350 Gramm gedünsteten Brokkoli.

Tag 5

Frühstück: Drei große Rühreier, in einem Teelöffel Butter angebraten, dazu gedämpfter Spinat (siehe Seite 289).

Snack: 60 Gramm mageres Rindfleisch, in Scheiben, dazu Karottenstreifen.

Mittags: Ein großer gemischter grüner Salat (siehe Seite 263) mit je einem Esslöffel Olivenöl und Balsamicoessig, dazu 180 Gramm gegrillte Hähnchenbrust.

Snack: 225 Gramm Shrimps dünsten, dazu Gurkenscheiben.

Abends: 180 Gramm gebackenes Schweineschnitzel und ein halber gebackener Blumenkohl (etwa vier Kellen, siehe Seite 163).

Tag 6

Frühstück: Ein Omelett aus drei Eiern in einem Esslöffel Butter mit Pilzen, Zwiebeln und Paprika.

Snack: 90 Gramm Thunfisch (Dose) mit Tomatenscheiben und Gurkenscheiben.

Mittags: 450 Gramm Putenhackfleisch mit Zwiebel- und Knoblauchpulver anbraten, dazu vier Handvoll gebackener Rosenkohl (siehe Seite 163).

Snack: Selleriestangen und ein Esslöffel Mandelmus.

Abends: 180 Gramm gegrilltes Flankensteak und zehn Stangen Spargel.

Tag 7

Frühstück: Zwei Hähnchenwürstchen, gebraten, und zehn Kirschtomaten, halbiert.

Snack: Zwei große pochierte Eier und 200 Gramm grüne Bohnen, gedünstet.

Mittags: 180 Gramm gegrilltes Huhn auf Blattsalat, Salatgurke und Tomaten mit zwei Esslöffel Balsamicoessig und einem Esslöffel Olivenöl.

Snack: 60 Gramm Räucherlachs mit Tomatenscheiben.

Abends: 180 Gramm gegrillter Fisch (Tilapia) und vier Kellen gegrilltes Gemüse.

Tag 8

Frühstück: 180 Gramm Steak mit Spinat und Pilzen, in einem Teelöffel Butter gegart.

Snack: 70 Gramm Mandeln und 90 Gramm Thunfisch (Dose).

Mittags: 180 Gramm gegrillte Hähnchenbrust auf Blattsalat,

Salatgurke und Tomaten mit je einem Esslöffel Balsamicoessig und Olivenöl.

Snack: 60 Gramm Putenaufschnitt mit ¼ Avocado.

Abends: 180 Gramm gegrillter Lachs und vier Kellen gegrilltes Gemüse.

Tag 9

Frühstück: Zwei große hart gekochte Eier mit ¼ Avocado und einer Tomate.

Snack: 90 Gramm Lachs (Dose) mit sautiertem Spinat.

Mittags: 125 Gramm Hähnchenschlegel, gebacken, und zehn Stangen gedünsteter Spargel. Mit je einem Teelöffel Olivenöl und Zitronensaft beträufeln.

Snack: 60 Gramm Trockenfleisch (Rind) und eine Handvoll Grünkohlchips (siehe Seite 264).

Abends: 125 Gramm Rindersteak, 700 Gramm Brokkoli, gebacken (siehe Seite 288). Mit je zwei Teelöffeln Olivenöl und Zitronensaft beträufeln.

Tag 10

Frühstück: Drei Scheiben Putenschinken mit fünf halben Pekannüssen und einer Clementine.

Snack: Zwei Selleriestangen und ein Esslöffel Mandelmus.

Mittags: 180 Gramm gebackener Lachs mit Tomaten und Zwiebeln

Snack: 60 Gramm Putenaufschnitt mit ¼ Avocado.

Abends: 180 Gramm gebackenes Schweineschnitzel und vier Handvoll gebackener Rosenkohl (Zubereitung siehe gebackenes Gemüse Seite 163).

Tag 11

Frühstück: Drei große Rühreier mit Kirschtomaten und zehn Cashewkernen.

Snack: Zwei Scheiben Putenaufschnitt, drei rohe Karotten und 150 Gramm rohe Paprika, in Streifen.

Mittags: 125 Gramm gegrilltes Flankensteak auf Kopfsalat mit je einem Esslöffel Balsamicoessig und Olivenöl.

Snack: Zwei Esslöffel Cashewmus mit zwei Stangen Staudensellerie.

Abends: 225 Gramm gegrillte Shrimps und vier Handvoll gebackener Blumenkohl (Zubereitung siehe gebackenes Gemüse Seite 163).

Tag 12

Frühstück: Zwei gegarte Putenwürstchen mit einer in Scheiben geschnittenen Biotomate und zwei Esslöffeln Pistazien.

Snack: Zwei große hart gekochte Eier und ¼ Avocado.

Mittags: 125 Gramm Putenhackfleisch in zwei Teelöffeln Kokosöl anbraten. Auf Tomatenscheiben und Zwiebeln anrichten.

Snack: 60 Gramm Trockenfleisch (Rind) und zehn Mandeln.

Abends: 180 Gramm gegrillter Lachs und eine Zucchini, in Scheiben geschnitten und gegrillt.

Tag 13

Frühstück: 90 Gramm Räucherlachs mit Gurkenscheiben und ¼ Avocado.

Snack: Zwei Scheiben Putenaufschnitt um ¼ Avocado (in Schnitzen) wickeln.

Mittags: Mit Hühnersalat gefüllte Paprika. Hierfür eine gegarte

Hühnerbrust fein hacken und mit je einem Esslöffel Olivenöl und Apfelessig vermengen. Paprika aushöhlen und füllen.

Snack: Zwei Karotten in zwei Esslöffel Tahin (Sesammus) dippen.

Abends: 180 Gramm gegrilltes Flankensteak mit Pilzen und Zwiebeln. In einem Esslöffel Butter anbraten.

Tag 14

Frühstück: Ein Omelett aus drei Eiern mit Spinat und Pilzen, in einem Teelöffel Butter gebraten.

Snack: Zwei Scheiben Putenaufschnitt mit ¼ Avocado.

Mittags: Gegrillte Frikadelle aus 150 Gramm Rindfleisch mit dicken Tomatenscheiben und ¼ Avocado belegen und in zwei große Blätter Romana-Salat wickeln.

Snack: Ein Esslöffel Mandelmus mit Karotten und Staudensellerie.

Abends: Fünf große Jakobsmuscheln in der Pfanne braten. Dazu zwei Handvoll Grünkohlchips (siehe Seite 264) und ein grüner Salat (siehe Seite 263) mit je einem Esslöffel Olivenöl und Zitronensaft.

Individuelle Anpassungen

Bei keiner der drei Paleo-Phasen kommt es darauf an, sich sklavisch an die Vorgaben zu halten. Vielmehr sollten Sie berücksichtigen, dass der Körper jeder Frau unterschiedlich reagiert. Ihr Körper hat andere Bedürfnisse als der Ihrer Freundin. Scheuen Sie sich nicht, die Vorgabe in diesem Buch an Ihre jeweilige Lebenssituation anzupassen! Bei der Feinabstimmung sollten Sie sich an

Ihrer individueller Belastung durch Körpertraining, Stress, Schlaf, Hormonstatus und andere Aspekte Ihres Alltags orientieren. Ich halte wenig vom Kalorienzählen, doch um dauerhaft abzunehmen, ist es wichtig, in einem bestimmten Bereich zu bleiben. Wer viermal pro Woche zum Krafttraining geht, braucht mehr Kalorien, um den dafür erforderlichen Energiebedarf zu decken und die Muskelmasse nach dem Training zu erhalten. Wenn Sie hingegen nur dünner werden möchten, können Sie rund 300 Kalorien pro Tag abziehen. Sie werden allein durch die Paleo-Ernährung Muskelmasse aufbauen, während die Fettpolster schmelzen. Sie werden sehen: Sie haben sich schnell an die neue Ernährungsweise gewöhnt.

Phase 2 – Reset

Nach Abschluss der zweiwöchigen Entgiftungsphase ist der Körper für den Neustart bereit. In der Reset-Phase werden die Zügel etwas gelockert: Es gibt wieder mehr Kohlenhydrate. Das Schöne daran ist, dass Sie trotzdem weiterhin jede Woche bis zu ein Kilo abnehmen werden. In dieser Phase pendeln sich die Hormone neu ein, und es beginnt der eigentliche Fettabbau. Dabei bleiben wir, bis Sie den gewünschten Körperfettanteil erreicht haben. Wie lange das dauert, hängt von Ihrer individuellen Körperchemie und Ihrer Selbstdisziplin ab.

Der Schlemmertag

In der Reset-Phase ist pro Woche eine Paleo-Ausnahme gestattet, eine Mahlzeit, die zum besseren Austarieren des Leptinspiegels dient. Das bedeutet jedoch nicht, dass wir uns nun glücklich im Schokoladenpudding suhlen. Im steinzeitlichen Nahrungsangebot gab es all die Süßigkeiten und Fast-Food-Gericht, die uns heute verlocken, gar nicht. Kuchen oder Limonade war ebenso wenig ein Thema wie ein unbegrenzter Zugang zu Lebensmitteln. Warum also sind in unserer Reset-Phase plötzlich Ausnahmen erlaubt, die es Ihnen ermöglichen, Nicht-Paleo-Dinge zu essen? Ganz einfach: Wir leben in einer Welt, in der es Kuchen, Brötchen und all die anderen Dinge, die Sie vielleicht mögen, gibt, und ich werde sicher niemandem vorschreiben, für immer und ewig darauf zu verzichten. Wichtig ist jedoch die feine Linie zwischen Genuss und Übertreibung. Es geht nicht darum, uns am Wochenende so richtig vollzustopfen, denn damit machen wir im schlimmsten Fall alles zunichte, was wir die Woche über erreicht haben.

Es geht beim Schlemmertag darum, zu diesem Anlass ein wenig mehr zu essen als sonst, um den Leptinspiegel zu stabilisieren.

Bei einer Diät kann der Leptinspiegel absinken, und eine längerfristige strenge Beschränkung der Kohlenhydratmenge (länger als ein paar Wochen) kann den Kortisolspiegel ansteigen lassen. Gegen beides hilft das Schlemmermahl! Mit einem kleinen Extra für den Stoffwechsel halten Sie Leptin und Kortisol in Schach und tricksen den Körper gezielt aus – ein geschickter Kunstgriff! Das Schlemmermahl stellt aber auch die Psyche zufrieden und gestattet uns, hin und wieder mit bestem Gewissen unsere Leibspeisen zu genießen. Auf diese Weise verhilft uns das Schlemmermahl zu einer positiven, genussvollen Einstellung zum Essen und leistet einen wichtigen Beitrag zu unserem Ziel: einem Leben im Gleichgewicht. Kurz: Zum Abnehmen ist das Schlemmermahl unabdingbar. Es kurbelt den Stoffwechsel an und erfreut die Lustzentren in den tiefsten Regionen des Gehirns. Und es hält uns bei der Stange: Wenn die Lust auf ein Stück Pizza oder einen Riegel Schokolade aufkommt, wissen wir, dass wir diese in ein paar Tagen befriedigen dürfen. Damit fällt es leichter, ehrlich zu bleiben. Die Aussicht auf die ersehnte Belohnung trägt erheblich zur Motivation bei. Das Schlemmermahl ist also keine Lizenz zum Fressen, sondern nur ein weiteres Werkzeug, um den Körper dazu zu bewegen, seine Reserven zu mobilisieren.

Bei der Stabilisierung des Leptinspiegels achten wir in erster Linie auf die Qualität der Nahrung, danach auf die Menge. Sie könnten zum Beispiel von einem normalen Gericht aus dem Plan einmal bedenkenlos die doppelte Menge verzehren, ohne Ihr Ergebnis zu gefährden. Um den Fettabbau stärker anzukurbeln, genügt es möglicherweise auch, jede zweite Woche ein bisschen über die Stränge zu schlagen – probieren Sie es einfach aus.

Wenn die Pfunde dann erst einmal purzeln, dürfen es auch mal zwei Schlemmertage pro Woche sein. Dadurch weiß der Körper nie, wann er sein kleines Extra bekommt. Übertreiben sollten Sie es natürlich nicht.

Wie kann nun so ein Schlemmermahl konkret aussehen? Das hängt ganz von Ihrem persönlichen Geschmack ab. Ein paar Beispiele:

- ein Hamburger mit Pommes Frites und ein großer Schokoladenkeks
- eine Pizza mit extra Käse
- Enchiladas mit Bohnen und Reis, Sauerrahm, Guacamole und Käse, dazu ein Bier
- Ravioli mit Käsesauce und ein Glas Wein
- Sushi und Sake
- ein Brötchen mit Käse und Räucherlachs

Tipps für das kleine Extra

- Kohlenhydrate lassen den Leptinspiegel und – wenn auch in geringerem Maß – den Insulinspiegel ansteigen. Deshalb sollte eine kohlenhydratreiche Mahlzeit wenig Fett enthalten. Die Kombination aus Nahrungsfett und Fettspeicherhormon wäre kontraproduktiv.
- Kalorien zählen müssen Sie nicht – übertreiben Sie es trotzdem nicht mit der Größe der Portion.
- Beobachten Sie, wie Ihr Körper auf das jeweilige Schlemmermahl reagiert. Menschen sind unterschiedlich! Manche Frauen haben mit gelegentlicher Glutenzufuhr kein Problem; andere leiden schon nach einem Sandwich an massiven Blähungen. Das ist tatsächlich eine Frage der individuellen genetischen Voraussetzungen. Wenn Sie kein Gluten vertragen, essen Sie an den Schlemmertagen eben glutenfreie Kohlenhydrate.
- Das Timing ist wichtig. Optimal wirkt das Schlemmermahl unmittelbar nach dem Sport. Zu diesem Zeitpunkt ist die Insulinsensitivität am höchsten. Die Muskeln sind aktiviert und gieren nach Kohlenhydraten. Daher werden die jetzt aufgenommenen Kohlenhydrate kaum in Fett umgewandelt. Die meisten Frauen legen den Termin aufs Wochenende, um dann zum Beispiel schön auszugehen. Entscheidend sind der Genuss am Essen und der Spaß dabei. Ich gönne mir mein Schlemmermahl am liebsten im Rahmen eines romantischen Abends zu zweit. Dann erlaube ich mir ein Glas Wein, esse, was mir schmeckt – in der Regel glutenfrei, zum Beispiel Steak, Risotto und Spinat –, und manchmal gibt es auch ein paar Löffel vom Dessert. Ich persönlich genieße das Glas Wein aber tendenziell mehr.

- An Ihrem Schlemmertag sollten Sie sich unbedingt körperlich
  fordern und reichlich Wasser trinken. Sonst besteht die Gefahr, dass Sie sich noch am Tag darauf unangenehm aufgedun-
  sen fühlen und von Reue geplagt werden.
- Einen kleinen Warnhinweis muss ich an dieser Stelle ein-
  streuen: Ausgehen ist kein Problem, Maßlosigkeit hingegen
  schon. Ein Schlemmermahl soll den Leptinspiegel normalisieren, nicht das Gewicht wieder nach oben katapultieren.
  Alle, die kein intensives Kraft- und Ausdauertraining betreiben, das einem Bodybuilder zur Ehre gereichen würde, müssen beim Schlemmermahl in der Regel auf die Menge achten.
  Genuss ist erlaubt, aber dabei sollten keine 2000 Kalorien zusammenkommen.

Die Gefahr des Schlemmermahls

Wenn die Sache mit dem Schlemmermahl bei Ihnen funktioniert,
ist es ein echter Pluspunkt. Allerdings erfordert es eine gehörige
Portion Disziplin und Selbstbeherrschung. Selbst bei mir dauert es
mitunter drei Tage, um nach dem Schlemmermahl mein Verlangen nach Zucker wieder in den Griff zu bekommen. In diesen drei
Tagen musste ich aufpassen wie ein Luchs, damit ich nicht über
die Stränge schlage. Solange die Paleo-Ernährung noch Neuland
für Sie ist, ist die Herausforderung unter Umständen zu groß – es
ist, als wenn man den Zeh in den wunderbaren Pool stecken, aber
nicht einfach hineinspringen und losschwimmen darf. Hier hilft
nur absolute Ehrlichkeit mit sich selbst, auch in Bezug auf die persönlichen Grenzen.

Manche Frauen möchten sich etwas mehr Zeit lassen und sich

erst einmal gründlich an die neue Ernährungsweise gewöhnen, sich an ihrem flacher werdenden Bauch erfreuen und den Blutzucker in den Griff bekommen, ehe sie sich trauen, wieder besonders verführerische Lebensmittel zu essen. Wenn Sie ernsthafte Befürchtungen haben, durch den Schlemmertag in alte Essgewohnheiten zurückzufallen, sollten Sie sich sicherheitshalber auch an den Schlemmertagen glutenfrei ernähren und an die Prinzipien des *Clean Eating* halten, bis Sie in der Lage sind, mit der Ausnahme von der Regel gut umzugehen.

Die Sucht nach Essen

Die Sucht nach bestimmten Lebensmitteln ist nicht nur ein psychisches Problem, sondern auch ein körperliches – und beileibe keines, von dem nur Sie betroffen sind! Stark verarbeitete Lebensmittel zielen derart auf die Dopaminrezeptoren im Gehirn ab, dass wir sofort mehr davon wollen. Menschen sind natürlich unterschiedlich sensibel für solche Reize, aber die Wirkung von industriellen Fertigprodukten auf das Gehirn kann durchaus mit einer Drogensucht vergleichbar sein. Anfangs kann der Heißhunger auf Süßes uns auch einmal sieben Tage lang quälen. Bis wir die Lust auf ungesundes Junk Food vollständig überwunden haben, kann ein voller Monat vergehen. Das ist normal, und deshalb sollten Sie darauf gefasst sein. Mit dem nötigen Wissen ist die Schlacht schon halb gewonnen. Als Belohnung winken die positiven körperlichen und seelischen Veränderungen, die Sie bald an sich bemerken werden.

Veränderungen anstoßen

Der Paleo-Ansatz verändert unsere gesamte Lebensweise. Das bedeutet, dass nicht nur wir selbst von der Veränderung betroffen sind, sondern auch unser gesamtes Umfeld. Das ist an sich nicht problematisch, unser Beispiel könnte ja andere anspornen, ihr Leben ebenfalls zu ändern (»Du siehst echt toll aus! Vielleicht sollte ich ja auch nach Paleo leben?«). Die meisten Menschen reagieren allerdings eher mit Angst auf Veränderungen. Dazu kommt, dass Essen ein wirklich komplexes Thema ist, in das viele Aspekte einfließen – bis hin zu weit zurückliegenden Kindheitserinnerungen, die wir damit verbinden.

Es fällt uns leichter, eine Veränderung herbeizuführen, wenn wir die Vergangenheit als Bezugspunkt betrachten, anstatt uns für immer darin zu Hause zu fühlen. Um ganz buchstäblich reinen Tisch zu machen, müssen wir uns von liebgewonnenen alten Gewohnheiten verabschieden, die uns heute den Weg verbauen. Heilung erfordert Veränderung. Sobald wir die Vergangenheit loslassen und unser Körper sich zu verändern beginnt, werden wir uns fragen, warum wir dieses Thema nicht schon viel früher angegangen sind.

Eigenverantwortlich handeln

Nicht jeder ist ein Muster an Willenskraft und Selbstdisziplin. Ich zum Beispiel muss mich unwahrscheinlich beherrschen, um den selbstgebackenen Keksen meiner Mutter zu widerstehen. Ich will mich aber auch nicht mit einem schlechten Gewissen herumplagen, wenn ich sie esse. Deshalb gönne ich mir mein kleines Extra gelegentlich, wenn ich meine Eltern besuche, und kann mir dann ohne Schuldgefühle ein paar Kekse genehmigen. Im Gegenteil, ich tue meinem Körper damit sogar etwas Gutes!

Disziplin ist nicht dasselbe wie Kontrolle. Die meisten Frauen möchten ihr Essverhalten kontrollieren. In Wahrheit jedoch ist Selbstdisziplin der entscheidende Aspekt, der uns hilft, unsere Ziele zu erreichen.

Meine Freundin Jade Teta hat das Diätbuch *The New Me Diet* verfasst, in dem sie sagt, Kontrolle sei eine Illusion, weil kaum jemand die Kraft hat, sich ständig zu kontrollieren. Disziplin hingegen bedeutet, dass wir uns bewusst entscheiden: für ein Ziel, das wir tatsächlich erreichen wollen. Wir sind dann bereit, Verantwortung zu übernehmen und die nötigen Schritte umzusetzen. Sport treiben, gesunde Lebensmittel einkaufen und zubereiten, ausreichend Schlaf und schöne Stunden mit Familie und Freunden – das alles sind bewusste Entscheidungen. Mit Lebensmitteln und Sportübungen, die zu unseren Zielen passen, meistern wir die Kunst der Disziplin wie von selbst. Das Schöne daran ist, dass Disziplin die Eigenschaft hat, zum Selbstläufer zu werden, sobald wir die nötigen Voraussetzungen dafür schaffen. Und indem wir Entscheidungen treffen, die gut für uns sind, übernehmen wir letztendlich auch wieder die Kontrolle über unser Leben.

Manchmal scheitern wir, weil wir uns zu viele Veränderungen auf einmal zumuten. Möglicherweise gelingt es Ihnen nicht, alle Ihre Essgewohnheiten auf einmal über Bord zu werfen. Viel wichtiger ist, dass Sie sich selbst die nötigen Spielräume geben und Ihr Tempo selbst bestimmen. Wir leben innerhalb der Maßstäbe, die wir selbst uns geben. Wenn Sie merken, dass Ihnen meine

Vorschläge zur Veränderung des Essverhaltens widerstreben, dann nehmen Sie sich bitte einfach die Zeit, die Sie brauchen. Wichtig ist, dass es bei *Ihnen* funktioniert. Wir sind erst offen für Veränderungen, wenn wir innerlich wirklich bereit sind. Es bringt nichts, sich dafür zu verurteilen, zu kritisieren oder selbst zu geißeln, wenn man eine andere Geschwindigkeit hat. Es geht darum, sich selbst anzunehmen und einfach anzufangen – und das funktioniert auch mit kleinen Schritten.

Der Reset-Plan

In dieser Phase werden die Hungerhormone neu ausbalanciert, und es heißt: Ran an den Speck. An den Reset-Plan halten Sie sich, bis Sie Ihren angestrebten Körperfettanteil erreicht haben. Entscheidend sind jetzt folgende Dinge:

- Setzen Sie jeden Tag nur eine der nun erlaubten komplexen Stärkequellen auf den Speiseplan (zum Beispiel Süßkartoffel oder Kürbis). Optimal ist es, wenn Sie komplexe Kohlenhydrate kurz nach dem Sport essen, innerhalb von 30 Minuten nach Trainingsende. Zu diesem Zeitpunkt lassen die Kohlenhydrate den Insulinspiegel ansteigen, und dieser Stoffwechselkick verbessert die Muskelbildung. Eine Alternative ist der Abend: Dann können die Kohlenhydrate Ihnen das Einschlafen erleichtern.
- Die Mahlzeiten basieren trotzdem weiterhin jeden Tag auf Proteinen und Gemüse.
- Einmal pro Woche wird geschlemmt: Ein »normales« Mittag-

essen, ein Achtelliter Wein und ein Dessert oder aber eine doppelte Portion einer Hauptmahlzeit aus dem Plan helfen gegen die gefürchtete Plateauphase, bei der das Körpergewicht stagniert. Sie werden feststellen, dass die Fettverbrennung am nächsten Tag ansteigt. Sehr lecker: Salat mit Ziegenkäse, Filet Mignon und einer gebackenen Kartoffel mit Butter, dazu ein Glas Rotwein und zum Abrunden ein Stück Schokoladenkuchen.

- Koffeinhaltigen Kaffee gibt es nur vor dem Training. Er bringt die Insulin- und Kortisolproduktion in Schwung, sodass beim Sport mehr Fett verbrannt und mehr Muskeln aufgebaut werden. Grüner Tee ist den ganzen Tag über erlaubt.
- Trinken Sie zweimal am Tag einen selbst gemachten Gemüsesaft.
- Für den Flüssigkeitshaushalt werden zwei bis zweieinhalb Liter Wasser pro Tag benötigt – das sind acht bis zehn Gläser Wasser.

Soweit nicht anders angegeben, gelten die Mengen in den Rezepten immer für eine Portion. Die Rezepte finden Sie im Anhang ab Seite 241.

Tag 1

Frühstück: Gemüseomelett (siehe Seite 243).
Snack: 60 Gramm Putenaufschnitt mit ¼ Avocado.
Mittags: 60 Gramm gegrilltes Hühnerfleisch und ein Salat: vier Handvoll Feldsalat, eine Tomate in Scheiben und eine halbe Gurke mit je einem Esslöffel Balsamicoessig und Olivenöl.
Snack: Zehn Mandeln und 90 Gramm Thunfisch (aus der Dose, im eigenen Saft).

Abends: Putenfleischbällchen mit Spaghettikürbis und Brokkoli (siehe Seite 290).

Tag 2

Frühstück: Restliche Putenfleischbällchen mit Paprikastreifen.

Snack: 60 Gramm Trockenfleisch (Rind) und ein Esslöffel Mandelmus.

Mittags: 180 g gegrillter Alaska-Wildlachs mit Salat (siehe Seite 271).

Snack: Hühnersuppe (siehe Seite 310).

Abends: Steak mit Spargel und Süßkartoffel (siehe Seite 294).

Tag 3

Frühstück: 90 Gramm Räucherlachs auf Tomatenscheiben, ¼ Avocado.

Snack: 180 Gramm gedämpfte Shrimps mit vier Esslöffeln Tomatensauce.

Mittags: Cajun-Schnitzel (siehe Seite 267) und Brokkoli (Seite 288).

Snack: Zwei hartgekochte Eier und eine Handvoll Mandeln (etwa 70 Gramm).

Abends: Gemüsepfanne mit Huhn (siehe Seite 286).

Tag 4

Frühstück: Tropical Smoothie (siehe Seite 257).

Snack: Avocado-Puten-Schiffchen (siehe Seite 314).

Mittags: Hühnersalat mit Apfel und Walnuss (siehe Seite 259).

Snack: Zwei große hartgekochte Eier mit Gemüsestreifen.

Abends: Putenlasagne mit Gemüse (siehe Seite 292).

Tag 5

Frühstück: Zwei Putenwürstchen in einem Teelöffel Kokosöl braten. Beilage: eine Paprika in Streifen und 70 Gramm Cashewkerne.
Snack: Paprika-Lachs-Röllchen (siehe Seite 314).
Mittags: Kalbskarree mit Brokkoligrün (siehe Seite 270).
Snack: Selleriestangen und zwei Esslöffel Mandelmus.
Abends: Zwei gefüllte Paprika (siehe Seite 302) mit grünem Salat.

Tag 6

Frühstück: Gegrillte Geflügelwurst und sautierter Spinat.
Snack: Krabben-Gurken-Salat (siehe Seite 309).
Mittags: Buffalo Chicken Salad (siehe Seite 277) mit grünem Salat (siehe Seite 263).
Snack: Piña-Colada-Smoothie (siehe Seite 256).
Abends: Filet Mignon mit Brokkoligrün (siehe Seite 300).

Tag 7

Frühstück: Orangen-Bananen-Smoothie (siehe Seite 255).
Snack: 90 Gramm Lachs (Dose) auf Gurkenscheiben.
Mittags: Gegrilltes Steak mit fruchtigem Spinatsalat (siehe Seite 265).
Snack: Vier Esslöffel getrocknete Kokosstückchen und vier Esslöffel Nüsse.
Abends: Kokosshrimps mit Bok Choy (siehe Seite 307).

Tag 8

Frühstück: Tomaten-Pesto-Omelett (siehe Seite 244).
Snack: 90 Gramm Trockenfleisch vom Rind, dazu Karotten- und Selleriestreifen.

Mittags: Herzhaft gefüllte Süßkartoffeln (siehe Seite 271).
Snack: Etwa 70 Gramm Mandeln und Karottenstreifen.
Abends: Pestohuhn mit Brokkoli (siehe Seite 282).

Tag 9

Frühstück: Tomaten mit 125 Gramm Räucherlachs, eine halbe Avocado in Schnitzen.
Snack: Kürbis-Smoothie (siehe Seite 256).
Mittags: Gebackene Hähnchenbrust mit Rucola und Fenchelsalat (siehe Seite 258).
Snack: Zwei Esslöffel Mandelmuss auf zwei Selleriestangen, mit je fünf Rosinen dekoriert.
Abends: Knoblauchshrimps und Gemüse vom Grill (siehe Seite 308).

Tag 10

Frühstück: 180 Gramm Steak in zwei Teelöffeln Butterschmalz kurz braten. Mit den Scheiben einer halben Avocado und einer großen Tomate belegen.
Snack: Ein Apfel in Schnitzen und zwei Esslöffel Mandelmus.
Mittags: Hühnersalat mit Apfel und Walnuss (siehe Seite 259).
Snack: 125 Gramm Putenbraten und rote Paprika in Schnitzen.
Abends: Gegrillter Wildlachs mit Pesto (siehe Seite 293).

Tag 11

Frühstück: Brownie Surprise (siehe Seite 254).
Snack: Vier Stangen Spargel in je einer Scheibe Kochschinken.
Mittags: Lamm mit griechischem Salat (siehe Seite 272).
Snack: 90 Gramm Thunfisch (Dose), eine Möhre und Selleriestreifen.

Abends: Huhn in Pekanpanade mit Spargel und Kürbissuppe (siehe Seite 284).

Tag 12

Frühstück: Große Frühstückspfanne (siehe Seite 252).
Snack: Tropenpause (siehe Seite 315).
Mittags: Taco-Salat (siehe Seite 264).
Snack: Räucherlachs und Fenchel mit Dill (siehe Seite 316).
Abends: Brathuhn mit grünen Bohnen (siehe Seite 280).

Tag 13

Frühstück: Gemüseomelette (siehe Seite 243).
Snack: Thunfischsalat (siehe Seite 319) auf Tomatenscheiben.
Mittags: Gegrilltes Steak mit Rote-Bete-Salat (siehe Seite 266).
Snack: Putensandwich mit Paprika (siehe Seite 319).
Abends: Tilapia mit Mandelkruste und Süßkartoffelbrei (siehe Seite 303).

Tag 14

Frühstück: Erdnuss-Smoothie (siehe Seite 255).
Snack: Zwei große hartgekochte Eier mit Gurkenscheiben und Tomate.
Mittags: Steak mit Guasaca-Sauce (siehe Seite 266).
Snack: Eine halbe Grapefruit und 90 Gramm Räucherlachs.
Abends: Zucchinipasta mit Fleischsauce (siehe Seite 300).

Phase 3 – Paleo

Nach den vier Wochen Umstellung erreichen wir nun die Landebahn. Jetzt geht es darum, die individuelle Kohlenhydrattoleranz auszutüfteln. Die Paleo-Ernährungsform können Sie auf Dauer beibehalten, solange Sie den Idealbereich für den Körperfettanteil um nicht mehr als fünf Prozent überschreiten. Sollten Sie diese kritische Marke einmal erreichen, kehren Sie vorübergehend in die Reset-Phase zurück. Im Optimalfall bleiben Sie mit zwei Stärkequellen pro Tag und einem Schlemmermahl pro Woche im grünen Bereich und halten Ihren Körperfettanteil konstant. Das ist auch ein Zeichen dafür, dass der Stoffwechsel reibungslos arbeitet. Wenn Sie Ihr Trainingsprogramm eine Zeitlang vernachlässigt haben oder Ihr Körper aus anderen Gründen wieder vermehrt Fett einlagert, bietet sich ebenfalls eine Rückkehr in die strengere Reset-Phase an. Bitte bedenken Sie immer, dass Stress, Schlafqualität, körperliche Beanspruchung, regelmäßiges Essen und die allgemeinen Lebensumstände immer wieder neue Anforderungen an den Körper stellen. Mit einer Anpassung der Kohlenhydratmenge können Sie Ihren Stoffwechsel entsprechend regulieren.

- Gönnen Sie sich eine bis zwei komplexe Stärkequellen pro Tag zum individuell passenden Zeitpunkt, je nach persönlicher Kohlenhydrattoleranz.
- Alle Mahlzeiten basieren weiterhin auf Proteinen und Gemüse und werden mit hochwertigen Fetten zubereitet.
- Jede Woche schlemmen: Ein bis zwei Extras pro Woche tun Ihnen gut, zum Beispiel ein »normales« Essen mit Wein und Dessert oder eine doppelte Portion einer Hauptmahlzeit aus diesem Buch.
- Koffein ist weiterhin erlaubt, Kaffee jedoch nur vor dem Training. Grüntee dürfen Sie den ganzen Tag über trinken.
- Einmal am Tag gibt es flüssiges Gemüse.
- Trinken Sie viel Wasser, und achten Sie darauf, dass Ihr Flüssigkeitshaushalt über den ganzen Tag ausgeglichen ist.

Der Paleo-Alltagsplan

Tag 1

Frühstück: Bananen-Smoothie (siehe Seite 254).
Snack: Apfelschnitze und zwei Esslöffel Mandelmus.
Mittags: Taco-Salat (siehe Seite 264).
Snack: Zwei große hart gekochte Eier und Avocadoschnitze.
Abends: Steak-Streifen mit Paprika und Zwiebeln (siehe Seite 295).

Tag 2

Frühstück: Ein Omelett aus vier Eiweißen, dazu geschmortes Gemüse und eine halbe Cantaloupe-Melone.
Snack: 60 Gramm gegrilltes Hühnerfleisch mit Spinat.

Mittags: Texas-Putenburger (siehe Seite 262) und grüner Salat.
Snack: 60 Gramm gemischte Beeren und ein Esslöffel Mandelmus.
Abends: Wildlachs mit Süßkartoffelkruste (siehe Seite 294), gegrillte Zucchini und grüner Salat.

Tag 3

Frühstück: 125 Gramm Räucherlachs und 120 Gramm gemischte Beeren.
Snack: Mexikanischer Geflügelsalat (siehe Seite 315).
Mittags: Hähnchenteile und Zucchinisticks (siehe Seite 260).
Snack: 60 Gramm Trockenfleisch (Rind) und zwei Karotten.
Abends: Cajun-Wels mit Apfel-Rüben-Mus und gebackenem Rosenkohl (siehe Seite 304).

Tag 4

Frühstück: Rühreier mit Chorizo (siehe Seite 245).
Snack: Rosineninvasion (siehe Seite 314).
Mittags: Hühnersalat mit Apfel und Walnuss (siehe Seite 259).
Snack: Apfelchips (siehe Seite 320) und eine Handvoll Mandeln (etwa 70 Gramm).
Abends: Thunfisch in Sesam mit Algensalat (siehe Seite 306).

Tag 5

Frühstück: Rühreier mit Avocado (siehe Seite 246).
Snack: Schoko-Bananen-Smoothie (siehe Seite 257).
Mittags: Grillhähnchen mit Spinat und Erdbeeren (siehe Seite 261).
Snack: Eine Handvoll (etwa 80 Gramm) Studentenfutter (siehe Seite 321).
Abends: Putenchili mit Spinat (siehe Seite 288).

Tag 6

Frühstück: Rührei mit Räucherlachs (siehe Seite 246).
Snack: Endivienschiffchen mit Huhn (siehe Seite 321).
Mittags: Chilimuscheln mit Brunnenkresse (siehe Seite 274).
Snack: Avocado-Puten-Röllchen (siehe Seite 322).
Abends: Fisch-Tacos (siehe Seite 305).

Tag 7

Frühstück: Blaubeerpfannkuchen (siehe Seite 247).
Snack: Beeren-Smoothie (siehe Seite 254).
Mittags: Kalbskarree mit Brokkoligrün (siehe Seite 270).
Snack: Kokos-Proteinriegel (siehe Seite 322).
Abends: Spaghettikürbis mit Salsiccia-Sauce und Brokkoli (siehe Seite 287).

Tag 8

Frühstück: Spinat-Frittata (siehe Seite 248) und eine Handvoll Beeren (etwa 60 Gramm).
Snack: Mojito-Shrimps-Salat (siehe Seite 317).
Mittags: Steaksalat mit Mandarinen und Mandeln (siehe Seite 268).
Snack: 125 Gramm Räucherlachs und ein Stück Melone.
Abends: Gemüsepfanne mit Huhn (siehe Seite 286).

Tag 9

Frühstück: Schokoladen-Erdbeer-Smoothie (siehe Seite 255).
Snack: Guacamole-Eier (siehe Seite 320).
Mittags: Chefsalat (siehe Seite 261).
Snack: Paleo-Dip mit Gemüse (siehe Seite 312).
Abends: Bruschetta-Huhn mit Kürbis und Spargel (siehe Seite 282).

Tag 10

Frühstück: Steak und Eier mit Tomate (siehe Seite 248).
Snack: Datteln im Speckmantel (siehe Seite 311).
Mittags: Lachsburger (siehe Seite 278) und ein grüner Salat (siehe Seite 263).
Snack: Mandel-Proteinriegel (siehe Seite 323).
Abends: Putentaco im Salatwrap mit Kürbissuppe (siehe Seite 291).

Tag 11

Frühstück: Mandeltraum-Smoothie (siehe Seite 253).
Snack: Zwei hartgekochte Eier mit Karotten-, Sellerie- und Gurkenscheiben.
Mittags: Hühnersalat mit Apfel und Walnuss (siehe Seite 259).
Snack: Lachssalat (siehe Seite 318) auf Gurkenscheiben.
Abends: Gurkensushi und Wasabicreme(siehe Seite 309).

Tag 12

Frühstück: Mini-Quiche (siehe Seite 250) und Melonenschnitze.
Snack: Fünf Shrimps mit Gurkenscheiben und Avocadoschnitzen.
Mittags: Krabbenpuffer mit Aïoli (siehe Seite 276).
Snack: Paleo-Fruchtriegel (siehe Seite 323).
Abends: Steak Chimichurri und Süßkartoffelspieße (siehe Seite 298).

Tag 13

Frühstück: Eier Benedict mit Orangenscheiben (siehe Seite 249).
Snack: Shrimps Ceviche (siehe Seite 317).
Mittags: Burger und Süßkartoffelfritten (siehe Seite 269).
Snack: Pilze mit Krabbenfüllung (siehe Seite 312).

Abends: Hühnerrouladen mit Brokkoligrün und Tomaten (siehe Seite 281).

Tag 14

Frühstück: Bananen-Walnuss-Pfannkuchen mit Putenwurst (siehe Seite 251).
Snack: Gegrillte Shrimpsspieße (siehe Seite 316).
Mittags: Tilapia-Zitrus-Salat (siehe Seite 275).
Snack: Karotten- und Gurkenscheiben und eine Handvoll Nüsse (etwa 70 Gramm).
Abends: Minifrikadellen mit Spaghettikürbis (siehe Seite 296).

Clean-Eating-Extras

Wenn ohnehin der nächste Schlemmertag ansteht und Sie Lust auf Süßes haben, gibt es auch Möglichkeiten, sie nach Paleo-Prinzipien zu befriedigen. Das Besondere an diesen Köstlichkeiten ist, dass sie gluten- und milchfrei sind. Sie fallen definitiv unter die Rubrik »süße Extras«, aber es gibt definitiv keinen Grund, sich nach ihrem Genuss schlecht zu fühlen. Grundsätzlich gibt es aber für Ihr Schlemmermahl keinerlei Vorgaben – Sie müssen sich hier nicht an *Clean-Eating*-Prinzipien orientieren, wenn Sie das nicht wollen. Entscheiden Sie selbst, was Sie sich abseits vom Pfad der Tugend gönnen möchten und womit es Ihnen am leichtesten fällt, am nächsten Tag wieder auf den rechten Weg zurückzukehren.

Meloneneis

Für 6 bis 8 Portionen
½ Wassermelone in Stücken
500 ml Pfefferminztee (abgekühlt) aus 3 frischen Minzblättchen oder Beuteltee

Die Melone in der Küchenmaschine pürieren. Die Menge sollte etwa einen Liter ergeben. Den Pfefferminztee hinzugeben und untermixen. In Eisformen aus Stahl oder Silikon füllen und einfrieren.

Schokoladen-Makronen

Für 20 Stück
250 g Kokosraspel
3 große Eiweiße
1 TL Steviapulver (eventuell mehr)
1 Prise Vanillemark
125 g Bitterschokolade

Den Backofen auf 175 °C vorheizen. Ein Backblech mit Backpapier auslegen. Die Eiweiße in einer großen Schüssel mit dem Süßungsmittel steif schlagen. Vanillemark und Kokosraspel hinzufügen und gründlich unterheben. Golfballgroße Kugeln formen, auf das Backblech setzen und etwa 15 Minuten backen, bis die Spitzen goldbraun werden. Aus dem Ofen nehmen und abkühlen lassen. In der Zwischenzeit die Schokolade auf kleiner Stufe im Wasserbad schmelzen. Die abgekühlten Makronen in die Schokolade tunken oder beträufeln. Kalt stellen, bis die Schokolade erstarrt ist.

Erdbeeren in Schokolade

Für 6 Portionen
125 g Bitterschokolade
12 große Erdbeeren

Die Schokolade unter ständigem Rühren auf mittlerer Stufe im Wasserbad schmelzen. Die Erdbeeren mithilfe einer Patisseriegabel vollständig in die Schokolade eintunken. Auf einem mit Backpapier oder Alufolie ausgelegten Teller zwei Stunden kalt stellen.

Avocado-Schokoladenpudding

Für 4 Portionen
1 Avocado, aufgeschnitten
1 Banane
2 EL Honig
60 g Kakaopulver
2 EL Kokosöl (Zimmertemperatur)
1 Prise Vanillemark

Alle Zutaten im Mixer oder in der Küchenmaschine verarbeiten, bis die Masse eine puddingartige Konsistenz annimmt. Auf vier Portionsschalen aufteilen und vor dem Essen eine Stunde kalt stellen.

Kokosbrownies

Für 16 Stück
1 Messlöffel Proteinpulver (Schokolade)
1 EL Kakaopulver
1 Prise Vanillemark
12 Dörrpflaumen, entsteint
1 EL Mandelmus
3 EL Mandelmehl
2 EL Kokosmilch
2 TL Kokosraspel

Proteinpulver, Kakao, Vanillemark, Dörrpflaumen und Mandel-mus in der Küchenmaschine zur einer weichen Creme verarbeiten. Das Mandelmehl und die Kokosmilch hinzufügen und einarbei-ten. In eine Schüssel umfüllen und die Kokosraspel unterarbei-ten. Den Teig in eine flache, etwa 20 x 20 Zentimeter große Form geben und glatt streichen. 30 Minuten im Kühlschrank fest wer-den lassen.

Gegrillte Bananen

Für 2 Portionen
2 Bananen, geviertelt
1 EL Kokosöl oder geklärte Butter
½ TL gemahlener Zimt
2 TL Rohhonig

Die Bananen mit Kokosöl bepinseln und mit Zimt bestreuen. Zwei bis vier Minuten von jeder Seite grillen oder in der Pfanne braten. Mit Honig beträufeln und warm verzehren.

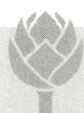

EIN GUTES BAUCHGEFÜHL

Unser Verdauungssystem benötigt nicht nur Nahrung, sondern muss ausreichend mit Probiotika versorgt werden. Dabei handelt es sich um ausgesprochen nützliche Bakterien wie Lactobacillus und Bifido-Keime, die unseren Darmtrakt besiedeln. Sie erhalten Darm und Immunsystem gesund und sorgen für eine regelmäßige Darmtätigkeit. Insgesamt machen die Milliarden Darmbakterien, die wir mit uns herumtragen, ein bis zwei Kilo unseres Körpergewichts aus. Die Kolonien erneuern sich beständig. Bei Frauen wie Männern bildet ein Zusammenspiel von zahlreichen »guten« und »schlechten« Bakterienstämmen die Darmflora. Das empfindliche Gleichgewicht kann durch äußere Faktoren wie Stress, erhöhten Alkohol- und Zuckerkonsum, eine ballaststoffarme Ernährung und Medikamente (zum Beispiel Antibiotika oder die Pille) aus den Fugen geraten. Mit einer vollwertigen, ballaststoffreichen Ernährungsweise unterstützen wir die Ansiedlung und das Gedeihen nützlicher Darmbakterien. Knoblauch, Naturjogurt (sofern man Milchprodukte verträgt), gemahlene Leinsamen oder Chiasamen tragen zu einer gesunden Darmflora bei. Eine Alternative ist die Einnahme probiotischer Nahrungsergänzungsmittel (mehr dazu ab Seite 208).

Hindernisse aus dem Weg räumen

Nehmen wir einmal an, Sie haben die Umstellung hochmotiviert bewältigt. Die neue Ernährung bekommt Ihnen, Sie bewegen sich genug und machen sogar Krafttraining. Trotzdem können Sie selbst nach einem Monat keine Veränderung an Ihrem Körper feststellen – Ihre Kleidung sitzt noch nicht lockerer, die Waage zeigt beharrlich die gleiche Zahl ... Woran kann das liegen?

Zunächst einmal sei zu Ihrer Beruhigung gesagt: Sie sind mit diesem Phänomen nicht allein, und es gibt eine Lösung für Ihr Problem. Um ihm auf den Grund zu gehen, wollen wir nachfolgend einige Faktoren beleuchten, die dem Erfolg im Weg stehen können – und natürlich werde ich Ihnen die entsprechenden Gegenmaßnahmen erläutern.

Ihr Körper ist mit Schadstoffen belastet. Am besten lesen Sie noch einmal den Abschnitt zum Einfluss der Toxine (auf Seite 67) und gehen danach erneut zur Entgiftungsphase über (siehe Seite 131). Vielleicht müssen Sie Ihr Umfeld noch einmal gründlich durchleuchten und Ihren Lebensstil noch einmal auf den Prüfstand stellen. Ich würde Ihnen darüber hinaus empfehlen, zum Arzt zu gehen und Ihr Blut auf Toxine testen zu lassen.

Sie leiden an einer Unverträglichkeit oder Lebensmittelintoleranz. *Clean Eating* hat einen Nachteil: Sobald wir unsere Ernährung auf das Wesentliche beschränken und industriell verarbeitete Kohlenhydrate von unserem Speiseplan streichen, haben wir keine so große Auswahl mehr wie zuvor. Die Nahrungsmittelvielfalt ist eingeschränkt. Bei übermäßigem Genuss von Fleisch, Eiern und

Fisch kann sich durchaus eine entsprechende Intoleranz herausbilden. Den meisten Menschen fällt diese Reaktion des Immunsystems gar nicht auf, doch solche Unverträglichkeiten können im ganzen Körper unterschwellige Entzündungen hervorrufen, welche die Funktion von Darm und Immunsystem beeinträchtigen und das Abnehmen erschweren. Die Allergene, auf die die meisten Menschen mit Lebensmittelunverträglichkeiten reagieren, stecken in Eiern, Nüssen, Soja, Mais, Weizen und Kuhmilch, doch es kann auch zu Allergien gegenüber so unverdächtigen Dingen wie Petersilie, Heidelbeeren, Lamm oder Brokkoli kommen. Je regelmäßiger wir bestimmte Nahrungsmittel verzehren, desto höher ist das Risiko, dagegen eine Allergie zu entwickeln. Das Zauberwort heißt daher Abwechslung. Essen Sie nicht jeden Tag dasselbe, sondern ernähren Sie sich angesichts der breiten Auswahl an Proteinen, Fetten, Früchten und Gemüsesorten möglichst vielseitig.

Bei Verdacht auf eine Lebensmittelintoleranz sollten Sie zusammen mit einem ernährungsmedizinisch orientierten Arzt herausfinden, welche Lebensmittel hierfür verantwortlich sind. Es gibt heute Bluttests, mit deren Hilfe sich die Immunreaktion auf diverse Lebensmittel, Chemikalien und Zusatzstoffe ermitteln lässt.

Sie leiden an Stress. Wie bereits erklärt, kann chronischer Stress Hormonschwankungen, Herzerkrankungen, Angst, Depressionen und viele andere Krankheiten auslösen. Nehmen Sie Ihr Umfeld gründlich unter die Lupe und verabschieden Sie sich von Personen, die Ihnen das Leben schwermachen. Menschen, die uns benutzen, indem sie uns emotional aussaugen oder uns die Zeit stehlen, können uns so sehr stressen, dass unser Körper beginnt, seine

Reserven zu verteidigen – insbesondere das Bauchfett. Vielen widerstrebt es, selbst buchstäblich vergiftete Beziehungen zu kappen, in manchen Fällen ist es auch schlichtweg nicht möglich. Sobald Sie solche Kontakte jedoch rigoros einschränken, werden Sie nicht nur glücklicher sein, sondern auch gesünder.

Ihr Krafttraining ist noch nicht optimal auf Sie abgestimmt. Beim Sport kommt es nicht so sehr auf die Dauer der einzelnen Trainingseinheiten an. Wir haben schließlich alle eine Menge um die Ohren. Wenn ich also Sport treibe, möchte ich mich voll auspowern. Viele Frauen trauen sich zu wenig zu oder kommen beim Training nur ungern richtig außer Atem. Um den Anteil an Fett- und Muskelgewebe in Ihrem Körper zu verändern, müssen Sie jedoch in Sphären vorstoßen, die Sie nie für möglich gehalten hätten. Bringen Sie die innere Stimme zum Schweigen, die Ihnen zuflüstert, Sie müssten nicht alles schaffen, was Sie sich vorgenommen haben. Machen Sie weiter, geben Sie alles! Beim Training geht es in erster Linie um die Intensität der Belastung. Muskelaufbau und Fettabbau kommen vor allem durch intensives Krafttraining in Gang.

Sie übertreiben es mit dem Ausdauertraining. Endlose Runden auf dem Laufband oder die doppelte Zeit Spinning bringen uns dem Fettabbau kein Gramm näher. Im Gegenteil: Exzessives Herz-Kreislauf-Training treibt den Kortisolspiegel in die Höhe, also ausgerechnet das Hormon, das Ihrem Bauch sagt, er solle Fett einlagern. Zudem bleiben die Stresshormonwerte noch Stunden nach dem Training erhöht. Das kann mit der Zeit den Insulinstoffwechsel stören und Schilddrüse und Nebennieren beeinträchtigen.

Ein gutes Kardiotraining bieten Gehen, Wandern, Yoga, Sprints, Seilspringen und plyometrisches Training: schnelle explosive Bewegungen, die funktionelle Übungen mit maximaler Kraftanstrengung verbinden. Wenn Sie Gewichte stemmen und sich nach Kardiotraining sehnen, sollen Sie die Gewichte schneller heben! Zwei dreißig Minuten lange Sprints pro Woche genügen vollauf, und gehen dürfen Sie, bis Sie keinen Fuß mehr vor den anderen setzen können. Ab ins Freie, an die frische Luft – das ist das Beste gegen Kortisol, Stress und Körperfett.

Weniger Kardiotraining ist günstiger für den Spiegel des Wachstumshormons, das für Wachstum und Regeneration sowie die Produktion magerer Muskelmasse zuständig ist. Sein Spiegel ist am höchsten, solange wir noch im Wachstum sind, und geht mit zunehmendem Alter zurück, wobei Frauen weiterhin mehr erzeugen als Männer. Manche Menschen versuchen, dem Alter ein Schnippchen zu schlagen, indem sie sich Wachstumshormon injizieren, doch mit *Clean Eating* und Krafttraining stimulieren wir die natürliche Produktion. Schlaf und Bewegung spielen für die Produktion und Freisetzung dieses Hormons eine große Rolle. Mit schnellen Sprints an der Grenze der Leistungsfähigkeit und Beanspruchung der großen Muskelgruppen beim Krafttraining vermitteln wir dem Körper die nötigen Reize, Wachstumshormon auszuschütten.

Sie essen zur falschen Zeit Kohlenhydrate. Solange der Körperfettanteil über 20 Prozent beträgt, reagiert der Körper in der Regel nicht so gut auf Kohlenhydrate und Insulin, wie wir es gern hätten. Dieser Umstand kann uns davon abhalten, die gewünschte Fitness zu erreichen. Mein Vorschlag: Nehmen Sie abends oder nach dem Training 75 bis 100 Gramm Kohlenhydrate aus gekochten Süßkartoffeln oder Kürbis (200 bis 300 Gramm) zu sich. Ansonsten gibt es tagsüber nur Kohlenhydrate aus Gemüse. Oder Sie verzichten drei Tage lang komplett auf Kohlenhydrate aus Stärke und gönnen sich am vierten Tag zu jeder Hauptmahlzeit und nach dem Training insgesamt vier Portionen Stärke. Bei ausreichender Protein- und Fettversorgung im Laufe des Tages läuft das Gehirn ausgesprochen rund, und wir bewältigen alle Anforderungen mit Bravour. Eine Portion Kohlenhydrate am Abend lässt dann den Serotoninspiegel ansteigen – wir können entspannen, zur Ruhe kommen, hervorragend schlafen und regenerieren.

Sie essen zu viel Fett. Moment mal. Hieß es nicht, Frauen sollten reichlich gesunde Fette essen? Das stimmt – für durchtrainierte, schlanke Frauen, die Krafttraining machen und jede Menge Körperfett verbrennen. Wenn Sie jedoch den ganzen Tag auf Ihrem Bürostuhl festkleben und sich abends drei Stunden vor den Fernseher pflanzen, verbrauchen Sie weit weniger Energie, als Sie vielleicht annehmen. In einem solchen Fall sollten Sie das Nüsseknabbern sein lassen und auch das Gemüse nicht unbedingt in Butter schmoren. Seien Sie vernünftig und behalten Sie die Gesamtfettmenge im Auge. Eine Portion besteht nicht aus einer ganzen Tüte – es reichen zehn Nüsse oder ein gehäufter Teelöffel Nussmus. Wenn der Körper sich nach der Umstellung auf Paleo-Ernährung nicht verändert, müssen Sie den Fettverzehr einschränken.

Sie essen nicht genügend Proteine. Diesen Punkt kann ich nicht oft genug betonen. Früher aß ich einen Bagel mit Frischkäse und Kaffee zum Frühstück, mittags gab es Bohnen und Reis oder Sushi und abends Nudeln. Damals war ich zwar schlank, hatte aber keine definierten Muskeln und keinerlei Energie. Wie die meisten Frauen nahm ich zu wenige Proteine zu mir. Wir neigen dazu, unseren Hunger kurzfristig mit so vielen Kohlenhydraten zu stillen, wie wir nur kriegen können, und wenn uns später die Energie ausgeht, fängt der Teufelskreis von vorne an. Frauen benötigen etwa ein Gramm Protein pro 450 Gramm Körpergewicht, und zwar Tag für Tag. Bei 70 Kilogramm Gewicht sind das um die 150 Gramm reines Protein pro Tag, was etwa 600 Gramm proteinhaltiger Nahrung entspricht. Insgesamt sollte somit jede Mahlzeit rund 150 Gramm Fisch, Fleisch oder Eier und jede Zwischenmahlzeit weitere 60 bis 90 Gramm proteinhaltige Nahrung enthalten. Damit bleibt die Energieversorgung den ganzen Tag konstant, und der Körper wird allmählich schlanker.

Sie trinken zu viele Proteinshakes. Natürlich sollte der Körper nach dem Training hochwertige Proteine bekommen, wozu ein Proteinshake gut geeignet ist. Aber manche Frauen ersetzen Hauptmahlzeiten durch solche Shakes und essen nichts Vernünftiges mehr. Auf Reisen kann es sinnvoll sein, auf einen Shake auszuweichen, statt am Flughafen Junk Food zu essen. Es sollte jedoch nicht zur Gewohnheit werden. Wer abnehmen möchte, sollte nicht mehr als einen Shake pro Tag zu sich nehmen. Wheyprotein lässt den Insulinspiegel ansteigen, was unmittelbar nach dem Training tatsächlich erwünscht ist. Zu diesem Zeitpunkt aktiviert die Insulinausschüttung die Freisetzung von Wachstumshormon, was den Muskelaufbau erleichtert. Allerdings muss der Reiz innerhalb von 30 Minuten nach dem Workout erfolgen. Ein Shake am Nachmittag hingegen treibt nur den Insulinspiegel in die Höhe und unterminiert damit die persönlichen Fitnessziele. Zudem werden auch beim Kauen und Verdauen Kalorien verbraucht. Trinkmahlzeiten fordern den Verdauungstrakt viel weniger, was den Energiebedarf drosselt. Kurz: Gekaute Kalorien sind die besseren.

Sie essen zu viel Obst. Auch bei Früchten kommt es auf die Menge an. Auf vieles kann ich verzichten, aber bei Früchten stoße auch ich an meine Grenzen. Immerhin enthalten sie Antioxidantien, beugen Krankheiten vor, reinigen den Darm und befriedigen unsere Lust auf Süßes. Doch im Vergleich zu den säuerlichen und mitunter bitteren Urformen, die unsere frühen Vorfahren verzehrten, sind heutige Früchte echte Zuckerbomben. Wegen ihres hohen Fruchtzuckergehalts behindern sie nicht nur die Fettverbrennung beim Training, sondern wir setzen sogar mehr Körperfett an, wenn wir zu viel davon essen. Fruktose wird in der Leber verarbeitet, und sobald die Leber kein Glykogen mehr einlagern kann, werden die Überschüsse in Triglyzeride verwandelt und als Körperfett eingelagert. Wer abnehmen möchte, sollte den Obstverzehr daher auf ein bis zwei Portionen pro Tag beschränken und seinen Nährstoffbedarf vornehmlich über dunkles Gemüse decken.

Sie schummeln. 80 Prozent des Fettabbaus kommen durch die Ernährung und durch eine kluge Lebensmittelauswahl zustande. Sport steht erst an zweiter Stelle und dient der Erhaltung der Muskelmasse. Wer sich nicht an die Paleo-Regeln hält und am Schlemmertag massiv über die Stränge schlägt, kann zwölf Stunden schlafen und bis zur Erschöpfung trainieren, wird aber dennoch keine erfreulichen Ergebnisse verzeichnen. Es kommt wirklich darauf an, dass Sie sich an die Regeln halten.

Sie leiden an Schlafmangel. Schlaf ist wie ein Nährstoff zur Fettverbrennung, denn er reguliert das hormonelle Gleichgewicht. Betrachten Sie Ihre Hormone als die Bürger einer Diktatur und Schlaf als den obersten Machthaber. Bei Schlafmangel nimmt die Insulinsensitivität deutlich ab, und das Kortisol steigt an. Unter solchen Umständen werden Sie kein Gramm Körperfett loswerden. Ein guter Nachtschlaf von sieben bis neun Stunden unterstützt Muskelaufbau, Appetitkontrolle, Fettabbau, hebt die Stimmung und verbessert die Hirnleistung. Setzen Sie Schlaf ganz oben auf Ihre Prioritätenliste.

Was ist intermittierendes Fasten?

Über intermittierendes Fasten wird unter Paleo-Anhängern gerade viel gesprochen. Man isst dabei genauso viele Kalorien wie sonst, allerdings innerhalb einer kürzeren Zeit. Manche essen nur, wenn sie Hunger haben, und frühstücken daher nicht vor zehn oder elf Uhr; andere essen nur zwischen elf Uhr morgens und fünf Uhr nachmittags. Dahinter steckt der Grundgedanke, dass die Menschheit sich unter eher ungünstigen Bedingungen entwickelt hat und nicht ständig etwas Essbares verfügbar war. So gesehen ist unser Körper für längere Fastenzeiten gerüstet.

Ich kenne einige Coaches für Krafttraining und Ernährungsberaterinnen, die mit intermittierendem Fasten gut zurechtkommen. Allerdings hängt dies von Körperbau und Ihrer persönlichen Konstitution ab. Frauen mit birnenförmigem Körperbau geht es mit intermittierendem Fasten meist besser, und sie bauen auch mehr Fett ab als Frauen mit einer Apfelfigur. Das ist jedoch nur ein grober Anhaltspunkt. Viele Frauen leiden bei intermittierendem Fasten an Begleiterscheinungen wie Schlafstörungen, Ängsten, unregelmäßiger Menstruation und Hormonstörungen. Studien zu diesem Thema haben überwiegend an Männern stattgefunden, sie sind daher in Bezug auf Frauen nur begrenzt aussagefähig. Von 71 geprüften Studien zu den Vorzügen von intermittierendem Fasten nahmen nur an 13 Untersuchungen weibliche Testpersonen teil, und auch diese widmeten sich nicht den Folgen für den weiblichen Stoffwechsel. Ich befürchte, dass bei einer so einseitigen Sichtweise ungünstige langfristige Wirkungen auf Stoffwechsel, Fruchtbarkeit, Nebennieren, Hormone und den circadianen Rhythmus von Frauen übersehen werden können. Eine Frau, die noch nicht in den Wechseljahren ist, sollte beim intermittierenden Fasten daher bedenken, welcher Belastung sie sich damit aussetzt, und lieber vorsichtig sein. Die Wissenschaft liefert bisher keine ausreichenden Belege, die das Fasten rechtfertigen würden.

Lebensmittel richtig lagern!

Wenn man schon in gesunde Lebensmittel investiert, sollte man sie auch so gut wie möglich lagern und in hochwertigen Gefäßen aufbewahren. Rostfreier Stahl und Glasbehälter sind chemisch unbedenklich und somit eine hervorragende Wahl. Falls aus praktischen Gründen Kunststoffgefäße erforderlich sind, sollten diese als »BPA-frei« (frei von Bisphenol A) gekennzeichnet sein beziehungsweise den BPA-freien Recyclingmaterialgruppen 1 (PET), 2 oder 4 (PE) zugeordnet sein. Insbesondere Vorratsdosen mit dem Recycling-Code 7 sind häufig BPA-haltig. Außerdem rate ich dazu, Lebensmittel nicht in der Mikrowelle zuzubereiten. Wenn dies doch erforderlich ist, verwenden Sie bitte Glasgefäße. In der Mikrowelle können nämlich BPA und andere chemische Stoffe aus dem Kunststoff austreten und in die Nahrung übergehen. Dies gilt auch für Trinkflaschen: Halten Sie sich besser an Flaschen aus Glas oder rostfreiem Stahl. Wenn Sie doch einmal aus einer Kunststoffflasche trinken müssen, sollten Sie diese nicht im Auto oder in der Sonne stehen lassen, sonst können Substanzen aus der Flasche ins Trinkwasser übergehen.

Auswärts essen

Ich bin viel unterwegs und esse daher häufig in Restaurants. Normalerweise lassen sich die Paleo-Kriterien problemlos einhalten. Bitten Sie darum, dass Ihr Essen ohne Sauce gedünstet, pochiert oder gegrillt wird. Würzen können Sie mit Zitrone, Chilisauce oder Senf, und statt Kartoffeln oder Reis nehmen Sie eine Portion Salat oder Gemüse.

Grundsätzlich sollten Sie sich an der nachfolgenden Liste orientieren. Die Gerichte sind aus Paleo-Sicht vielleicht nicht perfekt, aber alle noch im Rahmen. Die eine oder andere Mahlzeit außer der Reihe bringt niemanden um – Selbstvorwürfe erzeugen Stress, und das zusätzliche Kortisol im Blut ist schlimmer als ein kleiner Fehltritt.

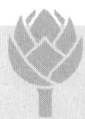

WAS KANN ICH BESTELLEN?

- Gemüseomelett mit Schinkenspeck, zum Nachtisch Beeren
- Steak und gedünsteter Brokkoli, dazu ein großer Salat
- Frikadelle mit Tomaten- und Avocadoscheiben
- Gegrilltes Schweinesteak mit Süßkartoffel-Fritten und einem kleinen Salat
- Gegrillte Hähnchenbrust auf Salat
- Lamm mit Spargel
- Grillhähnchen mit Kochbananen, Guacamole und Salsa

Viele Lokale bieten inzwischen auch glutenfreie Gerichte an. Scheuen Sie sich nicht, danach zu fragen! Sie können auch darum bitten, Ihre Mahlzeit in Olivenöl oder Butter zuzubereiten. Für den Salat nehmen Sie anstelle eines Fertigdressings Olivenöl und Essig oder Zitronensaft.

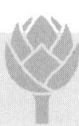

AUF REISEN

Manchen mag es altbacken vorkommen, mit Proviant zur reisen, aber haben Sie schon einmal darüber nachgedacht, wie Athleten das handhaben? Sie haben ihr Essen dabei! Nehmen Sie sich ein Beispiel daran. Autobahnraststätten locken noch immer vielfach mit Fast Food. Das Essen am Flughafen ist ebenso geschmacklos und überteuert. Mit einer kleinen Kühltasche voller Paleo-Nahrungsmittel sind Sie auch unterwegs gut versorgt!

Bei Flugreisen kann es zu Verspätungen oder Flugausfällen kommen. Wer selbst etwas dabeihat, muss nicht befürchten, irgendwo zu stranden, wo es nichts Vernünftiges zu essen gibt. So kommen Sie an, ohne von den typischen übersalzenen Stärkebomben aufgeschwemmt zu sein, die in der Regel an Bord serviert werden. Die Tüte Chips kann man viel leichter ablehnen, wenn das eigene Studentenfutter zur Hand ist.

Hungrige Kinder fangen schnell an zu jammern. Wer für seine Familie klug vorsorgt, kann entspannter reisen. Vor allem bei Lebensmittelallergien ist klar, wie wichtig es ist, eigenes Essen dabeizuhaben. Reisen ist anstrengend genug – da ist es eine echte Erleichterung, sich nicht auch noch um die Ernährung sorgen zu müssen.

Ein paar Anregungen für unterwegs:

Wheyprotein oder Ziegenmilchpulver in Einzelportionen. Proteinpulver ist eine gute Lösung für eine schnelle Ersatzmahlzeit. Das Protein hält lange satt und sorgt für gleichmäßige Energiezufuhr. Füllen Sie vor Reiseantritt einen oder zwei Messlöffel pro Portion in einzelne Zipp-Beutel. Bei Bedarf können Sie das Pulver in eine Schüttelflasche geben und die entsprechende Menge Wasser einfüllen, schon ist der Tag gerettet!

Grünes Gemüse in Pulverform. Grünes Gemüse entgiftet die Leber, liefert schnelle Energie und hält mit wertvollen Mineralien Blutzucker und Laune stabil. Pulver vorab portionsweise in Zipp-Beutel abfüllen und bei Bedarf mit Wasser in einer Schüttelflasche zubereiten.

Sardinen in Olivenöl. Sardinen liefern zahlreiche essenzielle Fettsäuren, die für die biochemischen Abläufe im Gehirn benötigt werden. Tagsüber bleiben Sie auf diese Weise gut gelaunt, und nachts sind Sie sicher vor der Gier nach Schokolade. Ganz nebenbei profitierten die Muskeln von den hochwertigen Proteinen, selbst wenn Sie auf Reisen an Ihren Sitz gefesselt sind.

Gemüse. Schneiden Sie Ihr Lieblingsgemüse am Vorabend der Reise in Streifen und packen Sie diese in feuchtes Küchenkrepp gewickelt in eine BPA-freie Dose. So bleibt es bis zu zwölf Stunden frisch. Gemüse liefert dem Körper nicht nur zahlreiche Antioxidantien, sondern enthält auch viel Wasser.

Nüsse. Als natürliches Fast Food enthalten Nüsse Proteine, Kohlenhydrate und Fette im richtigen Verhältnis. Füllen Sie je 40 Gramm in Tüten oder Behälter ab. So können Sie bei Stress Mandeln oder Cashewkerne knabbern, bekommen Zink und Magnesium und profitieren in Form von einer ausgewogenen Gehirnchemie und stabilem Blutzucker. Wer sich bei Nüssen absolut nicht beherrschen kann, sollte von vorneherein weniger mitnehmen.

Trockenfleisch. Trockenfleisch versorgt uns tagsüber mit hochwertigen Proteinen. Es sollte aus Weidehaltung stammen, damit es unseren Bedarf an Omega-3-Fettsäuren deckt. Kaufen Sie Trockenfleisch in Bioqualität oder bereiten Sie es vor der Reise selbst zu.

Zuckerarme Proteinriegel. Sogenannte »Energieriegel« stehen ganz am Ende der Liste, weil handelsübliche Produkte zumeist viel Zucker und minderwertige Proteine enthalten. Andererseits sind sie durchaus eine Option. Stellen Sie Ihre Riegel entweder selbst her (siehe Seite 322 f. im Rezeptteil), oder wählen Sie glutenfreie Vollwertprodukte auf Whey-protein-Basis.

Sonstiger Reiseproviant. Es gibt eine Menge an paleokonformen Nahrungsmitteln, die sich als Reiseproviant eignen: hart gekochte Eier, Alaska-Wildlachs in der Dose, getrocknete Algen, Kirschtomaten, Karotten, Naturjoghurt (Vollfettstufe), Äpfel, Bananen, gegarte Shrimps, Grünkohlchips, selbst zusammengestelltes Studentenfutter aus Nüssen, Kernen, getrockneten Kokosstückchen und Trockenfleischstückchen.

Nahrungsergänzungsmittel

Häufig höre ich die Frage, ob bei einer Paleo-Ernährung Nahrungsergänzungsmittel erforderlich sind. Meine Antwort lautet immer Ja. Wir führen ein Leben auf der Überholspur, mit dem wir den Körper viel mehr Stress aussetzen, als unsere Vorfahren es je kannten. Lange Arbeitstage, ständiger Kontakt mit Technologie, elektromagnetische Felder und stark verarbeitete Lebensmittel erhöhen den Nährstoffbedarf des Körpers und fordern unser Organsystem heraus. Hinzu kommt, dass unsere Äcker ausgelaugt sind, sodass der Mineralstoffgehalt von Gemüse und Früchten deutlich niedriger ist als noch vor zwei Generationen. Bioprodukte haben zwar einen deutlich höheren Nährstoffgehalt als konventionell angebaute Lebensmittel, doch auch sie verlieren rasch an Nährwert, wenn sie nicht frisch verzehrt werden. Sobald unsere Nahrung lange Wege zurücklegen muss, quer durchs Land oder gar von anderen Kontinenten, gehen noch mehr Nährstoffe verloren.

Dennoch kann jede Frau viel für sich tun, indem sie sich gut ernährt, entspannt ihr Leben genießt – und eben Nahrungsergänzungsmittel einnimmt. Nicht einmal ich esse immer nach dem Paleo-Prinzip. Manchmal gibt es einfach nichts Passendes, aber ich mache mich deshalb nicht verrückt. Schließlich geht es um das große Ganze: »echte« Lebensmittel, reichlich Wasser, ausreichend Schlaf und genug Bewegung. Seien Sie nicht so streng mit sich selbst! Obst und Gemüse sind immer die bessere Wahl als Cola und Fast Food. Auch kleine Schritte bringen uns weiter. Da ich viel unterwegs bin, mich nicht immer optimal ernähren kann und oft Stress habe, nehme ich täglich Ergänzungsmittel. Halten Sie sich, so gut es geht, an Ihre Vorsätze – Sie können so viel erreichen.

Acht Argumente für Ergänzungsmittel

Sind Ergänzungsmittel bei einer naturnahen Ernährung wirklich notwendig? Aus meiner Sicht gibt es tatsächlich gute Gründe für die zusätzliche Einnahme.

1. Unseren Böden werden durch die moderne Landwirtschaft immer mehr Spurenelemente entzogen. Parallel dazu ist die Belastung durch Umweltgifte deutlich gestiegen. Dieses Missverhältnis kann der Körper kaum ausgleichen.
2. Das Leben im 21. Jahrhundert ist stressig, und bei Belastung brauchen wir mehr Vitamine, und unser Hormonhaushalt gerät durcheinander. Die wichtigste Gegenmaßnahme ist zu lernen, zur Ruhe zu kommen und besser mit Stress umzugehen. Neben Entspannungsübungen für Körper und Seele können auch Ergänzungsmittel zu mehr Ausgeglichenheit beitragen.
3. Bis Obst und Gemüse im Supermarkt landen, haben sie einen

langen Transportweg hinter sich oder wurden gar aus Übersee eingeflogen. Selbst Bioprodukte können schon vor einer Woche geerntet sein. Ab dem Zeitpunkt der Ernte verlieren Obst und Gemüse jedoch Nährstoffe. Zudem gehen auch bei der Verarbeitung der Nahrung Nährstoffe verloren. Selbst bei bestem Bioolivenöl kann bereits im Laden weniger Vitamin E enthalten sein, als wenn man es kurz nach der Pressung direkt beim Erzeuger kauft. Diese Verluste müssen wir durch eine Zusatzportion Vitamine und Mineralstoffe ausgleichen.

4. Es geht nicht nur um das, was wir essen, sondern auch um die Frage, was wir resorbieren. Die Nährstoffe in unserer Nahrung nützen uns nur, wenn unser Verdauungssystem sie optimal aufnehmen kann. Wer nicht zu den fünf Prozent Glückspilzen gehört, die über einen voll funktionsfähigen Verdauungstrakt verfügen, braucht daher Verdauungsenzyme – wie 95 Prozent unserer Mitmenschen. Schon eine Dosis Antibiotika kann die Fähigkeit des Körpers, Verdauungsenzyme zu produzieren, deutlich beeinträchtigen.

5. Wer Fleisch aus konventioneller Tierhaltung oder Fisch aus Fischfarmen isst, nimmt damit unter Umständen Antibiotika- und Hormonrückstände auf. Antibiotika können die nützlichen Darmbakterien dezimieren, was wiederum die Aufnahme von B-Vitaminen durch die Darmwände beeinträchtigt.

6. Jeder weiß, dass Sonnenschutz wichtig ist, um uns vor Hautkrebs zu schützen. Die Kombination aus Sonnenschutzmitteln und der vielen Zeit, die wir drinnen verbringen, bringt es jedoch mit sich, dass inzwischen viele Menschen an Vitamin-D_3-Mangel leiden. Wer nicht jeden Tag eine halbe Stunde bei Son-

nenschein im Freien unterwegs ist, sollte jeden zweiten Tag Vitamin D_3 zu sich nehmen.

Lassen Sie Ihren Vitamin-D_3-Spiegel zweimal jährlich überprüfen.

7. Orale Empfängnisverhütung erhöht den Bedarf an Probiotika, Vitamin B_6, Vitamin C, Zink und Riboflavin (Vitamin B_2). Wenn die Nahrung nicht genug davon liefert, sollten Sie entsprechende Ergänzungsmittel einnehmen.

8. Sport ist gesund, erhöht jedoch den Nährstoffbedarf für Muskelreparatur und Muskelwachstum. Nach einem anstrengenden Workout, aber auch zur Verhinderung von Verletzungen ist der Körper auf eine gute Nährstoffversorgung angewiesen.

Welche Ergänzungsmittel für wen?

Die nachfolgenden Angaben sollen dazu beitragen, den Körper zu heilen und den Stoffwechsel anzukurbeln. Sie basieren auf meiner 18-jährigen Erfahrung als Ernährungsberaterin, klinischer Forschung und Fallstudien der führenden Kapazitäten auf diesem Gebiet.

Bei den Empfehlungen in diesem Kapitel orientiere ich mich an Richtwerten für Naturheilmittel. Sprechen Sie vor der Einnahme mit einem ernährungsmedizinisch versierten Arzt, Ernährungsberater oder einem anderen Experten mit entsprechender medizinischer Ausbildung. Bei der Dosierung richten Sie sich nach seinen Angaben oder orientieren Sie sich an der Packungsbeilage.

Es ist keineswegs erforderlich, alle hier aufgelisteten Ergänzungsmittel einzunehmen. Vielmehr sollten Sie die Mittel schrittweise und einzeln einführen und beobachten, ob sich durch die Einnahme etwas verändert. Kleine dauerhafte Veränderungen können einen großen Unterschied machen. Was mich direkt zum nächsten Punkt führt: Im Körper wirken die Mittel logischerweise besser als in der Packung, also nehmen Sie sie tatsächlich regelmäßig ein. In einer schicken Pillendose sind sie auch in der Handtasche immer dabei. Die Einnahme erfolgt gemäß Herstellerangaben.

Dabei sollten wir nie vergessen, dass eine Handvoll Vitamine allein uns nicht gesund erhält. Lebensfreude und Lachen sind die wichtigsten Nährstoffe der Welt. Gesundheit, eine positive Lebenseinstellung und Dankbarkeit gehören zusammen.

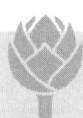

ZUR EINNAHME

Sofern nicht anders angegeben, sollten Ergänzungsmittel immer mit dem Essen eingenommen werden. Jede Mahlzeit sollte etwas Fett enthalten, damit der Körper die fettlöslichen Vitamine A, D, E und K leichter aufnehmen kann. Die Reihenfolge der Substanzen bei den einzelnen Gesundheitsproblemen entspricht ihrer Wichtigkeit und Wirksamkeit.

Grundversorgung

Präbiotika sind unverdauliche Nahrungsbestandteile, die erwünschte Darmbakterien ernähren und ihre Ausbreitung unterstützen. Ergänzend werden sie insbesondere als FOS angeboten

(Fructooligosaccharide). Die »guten« Darmbakterien unterstützen die Darmgesundheit und das Immunsystem und haben großen Anteil an Verdauung und Entgiftung. Probiotika enthalten lebendige Mikroorganismen und wirken sich ebenfalls positiv auf die Darmflora aus. Sowohl Präbiotika als auch Probiotika kommen vor allem in fermentierten (gesäuerten) Milchprodukten wie Joghurt, Dickmilch oder Kefir vor, die jedoch nicht unbedingt paleokonform sind. Andererseits besteht bei der Paleo-Ernährung aufgrund des hohen Eiweißanteils ein erhöhter Probiotikabedarf. Wie können wir diesen Bedarf decken?

- Essen Sie präbiotikareiche Lebensmittel: Topinambur, Löwenzahnblätter, Knoblauch, Lauch, Zwiebeln und Bananen.
- Essen Sie viel paleogerechtes frisches Gemüse: Grünkohl, Mangold, Spinat, Brokkoli, Blumenkohl und andere Gemüsesorten, die viele Präbiotika enthalten.
- Kaufen Sie nur hochwertige Präparate. Je nach Herkunft, Versandart und Lagerung im Geschäft können die Bakterien schon beim Kauf abgestorben sind. Achten Sie also auf vertrauenswürdige Hersteller und Händler.
- Stressbewältigung hält auch den Darm gesund. Stress versetzt den Magen in einen Alarmzustand; wird der Stress chronisch, können sogar die Darmwände dünner werden, was wiederum Nahrungsmittelallergien Vorschub leistet und das Phänomen des Leaky Gut, eine übermäßige Durchlässigkeit der Darmwände, auslösen kann. Gönnen Sie sich täglich mindestens zehn Minuten Tiefenatmung – ich selbst wähle dazu am liebsten die Zeit vor dem Einschlafen – und zweimal pro Woche eine Yogasequenz. Sehr hilfreich ist es, drei- bis viermal pro

Woche Sport zu treiben und jeden Tag irgendetwas zu tun, was das Herz erfreut: die Lieblingsmusik laut aufdrehen und durch das Haus tanzen, eine Freundin anrufen oder einfach schöne Stunden mit der Familie oder Freunden verbringen.
- Für die Entgiftung benötigt der Körper Vitamin D_3. Deshalb ist es bereits bei der Grundversorgung aufgeführt.

Ergänzungsmittel zur Grundversorgung:
- Probiotika
- Verdauungsenzyme
- Vitamin D_3
- Omega-3-Fettsäuren
- Magnesium
- Zink
- Kurkumin

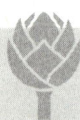

MAGENPROBLEME?

Der Darm ist darauf angewiesen, dass die Nahrung vorab durch die Magensäure aufgeschlossen wird. Magensäure enthält Salzsäure (HCl), Kaliumchlorid und Natriumchlorid. Viele Menschen erzeugen nicht genug Magensäure, um die Nahrung ausreichend aufzuschließen. Das lässt sich an den Verkaufszahlen von Produkten gegen Blähungen, Reflux und Sodbrennen unschwer ablesen. Solche Symptome beruhen in der Regel auf Salzsäuremangel! In diesem Fall werden nicht nur Nährstoffe schlechter aufgenommen, sondern es kann auf die Dauer auch zu einem Mangel an Spurenelementen und B-Vitaminen kommen. Auch Kalzium, Vitamin C und Betakarotin können verloren gehen.

Im Gegensatz zur verbreiteten Meinung beruhen Reflux und Sodbrennen bei Erwachsenen zumeist auf *zu wenig* Magensäure. Je älter wir werden, desto weniger Magensäure stellt der Körper her. Doch die richtige Menge an Magensäure ist Voraussetzung dafür, dass der untere Speiseröhrenschließmuskel (Ösophagus-Sphinkter) sich zusammenziehen kann. Ohne genügend Säure schließt er nicht richtig, sodass Magensäure in der Speiseröhre hochsteigen kann. Antazida helfen zwar, können langfristig jedoch Knochenabbau und Anämie hervorrufen – heilen können sie das Problem jedenfalls nicht. Das eigentliche Ziel ist also ein Ausgleich der verminderten Magensäureproduktion. Kapseln mit dem Wirkstoff Betain-HCl schaffen einen Ausgleich.

Bei Stress kann der Säurebedarf übrigens vorübergehend ansteigen, denn Stress hemmt die Magensäureproduktion. Sorgen Sie mit Yoga oder Meditation für den nötigen Ausgleich.

Stress und Kortisol

Wie Adrenalin zählt auch Kortisol zu den Stresshormonen. Unter Vorbehalt ist es als Freund zu betrachten, weil es mit seiner anabolischen Wirkung zum Muskelaufbau beitragen kann. Beim Training wollen wir den Kortisolspiegel daher durchaus anheben, doch ansonsten soll es sich möglichst unauffällig verhalten. Da die Kortisolproduktion stark an Lebensweise und Stressverarbeitung gekoppelt ist, ist es sehr wichtig, abends wirklich zur Ruhe zu kommen. So bekommen Frauen dieses Hormon in den Griff:

- Spätestens eine Stunde nach dem Aufwachen frühstücken. Tagesüber regelmäßig essen und keine Mahlzeit überspringen.
- Die Kohlenhydratzufuhr im Blick behalten. Zu viele Kohlenhydrate können das Insulin in die Höhe treiben, was für den Körper wiederum ein Signal ist, vermehrt Kortisol auszuschütten.
- Abendrituale wie Lesen, Atemübungen, Stretching oder Meditieren fördern einen erholsamen Schlaf. Schalten Sie spätestens um 23 Uhr das Licht aus, besser eine Stunde früher. Das Ziel sind mindestens sieben bis acht Stunden Nachtschlaf.
- Kaffee trinken Sie nur 30 bis 60 Minuten vor dem Training. Zu anderen Tageszeiten ist Grüntee die bessere Alternative. Er enthält die beruhigende Aminosäure L-Theanin, die die Bildung von Alphawellen im Gehirn begünstigt.
- Beschränken Sie sich bei Sport auf maximal 60 Minuten Krafttraining (sofern Sie nicht Walken oder Yoga machen) und maximal 30 Minuten Hochintensitäts- oder Intervalltraining. Längere Trainingseinheiten können dazu führen, dass der Kortisolspiegel noch Stunden nach dem Training erhöht bleibt. Dann schläft man unruhig und sitzt womöglich morgens um drei hellwach im Bett.

Ergänzungsmittel bei Stress:
- Süßholzwurzelextrakt (morgens auf nüchternen Magen)
- Rhodiola rosea
- Indisches Basilikum

- Inositol
- Phosphatidylserin (vor dem Schlafengehen)

Unterstützung für die Leber

Der Paleo-Ansatz sorgt dafür, dass alle Giftstoffe im Körper über die Leber ausgeleitet werden. Wer ausreichend schläft, aber trotzdem noch erschöpft ist und mit dunklen Augenringen herumläuft, mit prämenstruellen Beschwerden oder Gelenkschmerzen kämpft, nachts zwischen eins und drei wach liegt, kann ein paar Extramaßnahmen für die Leber gebrauchen. Solche Symptome zeigen an, dass die Leber Überstunden schiebt, um zu entgiften. Eine geschwächte Leberfunktion kann außerdem darauf hinweisen, dass der Abbau von Östrogen und Kortisol gestört ist.

- Jeden Tag ein Glas frisch gepressten Saft aus grünem Gemüse trinken. Alternativ dreimal täglich einen Esslöffel grünes Gemüsepulver in einen Viertelliter Wasser einrühren und trinken.
- Saunagänge unterstützen Schönheit und Entgiftung gleichermaßen. Die Infrarotsauna kann die Ausleitung von Umweltgiften wie Schwermetalle und Kunststoffanteile unterstützen, wohingegen die klassische finnische Sauna den Fettabbau erleichtert. Trinken Sie ausreichend Wasser, wenn Sie die trockene Hitze der Sauna genießen. Am besten saunieren Sie mindestens dreimal pro Woche 15 Minuten lang.

Ergänzungsmittel zur Unterstützung der Leberfunktion:
- Vitamin C
- Vitamin E

- Schwarzer Rettich
- Mariendistel
- Artischockenblätter
- Löwenzahnwurzel

Schwermetalle ausleiten

Schwermetalle wie Quecksilber, Blei und Cadmium sind zwar Stoffe, die in geringen Mengen in der Natur vorkommen, sie schaden dem Körper jedoch, wenn er zu viel davon abbekommt. Spuren davon nehmen wir über Nahrung, Wasser und Luft auf und speichern sie im Gewebe, zum Beispiel in Gehirn, Nieren, Darm und Fettgewebe. Selbst wenn man um quecksilberbelasteten Fisch einen Bogen macht, Zahnfüllungen aus Amalgam entfernen lässt und zu Hause auf umweltschonende Produkte setzt, besteht über Umwelteinflüsse eine Grundbelastung.

Mit der Zeit können sich zu große Mengen im Körper ansammeln. Eine erhöhte Schwermetallbelastung des Körpers kann sich über Symptome wie Abgeschlagenheit, Schlaflosigkeit, Schilddrüsenunterfunktion, Gewichtszunahme, Hefepilzbefall, Nebenhöhlenentzündungen oder Reizdarmsymptome äußern. Um wieder gesund zu werden, muss man diese Gifte ausleiten.

Während der Entgiftungsphase sollte mindestens dreimal pro Woche ein 15-minütiger Aufenthalt in der Infrarotsauna auf dem Plan stehen, um das Blut besser von Toxinen zu befreien und diese auszuschwitzen. Weitere Maßnahmen sind außerdem:

- Einen halben Liter Bittersalz (Magnesiumsulfat) in ein warmes Bad geben und 20 Minuten darin baden.

- Sport treiben!
- Eine protein- und faserreiche Ernährung unterstützt die Entgiftung von Leber und Darm, wo Schwermetalle sich gern festsetzen.
- Für die tägliche Extraportion Ballaststoffe zwei Esslöffel gemahlenen Leinsamen oder Chiasamen über den Salat oder in Smoothies geben.

Ergänzungsmittel zur Unterstützung der Entgiftung:
- Chlorophyll
- R-Alpha-Liponsäure
- Vitamin C
- Selen
- Probiotika
- Magnesium
- Vitamin-B-Komplex
- Omega-3-Säuren
- Multivitamin- und Multimineralpräparat

Zuckerentzug

Zucker hat ein enormes Suchtpotenzial: Auf unsere Hirnchemie wirkt er ähnlich wie andere schwere Drogen. Deshalb kann es zu Entzugssymptomen kommen, wenn wir die Zuckerzufuhr stark reduzieren. Diese Symptome lassen sich lindern, indem Sie sich wirklich an das Paleo-Programm halten und ausreichend Fett, Proteine und dunkelgrünes Blattgemüse verzehren. Essen Sie lieber eine halbe Avocado, einen Rest Hühnchen oder eine Handvoll Nüsse, und lassen Sie die Schokolade links liegen. So ersticken

Sie Gelüste auf Süßes schon im Keim. Süßen Sie, wenn nötig, mit Stevia. Gegen den Hunger auf Süßes hilft auch ein heißer Kakao aus einem Esslöffel Biokakao, einer Prise Stevia und einem Viertelliter kochendem Wasser. Sobald sich die Geschmacksknospen an das zuckerfreie Leben gewöhnt haben, wird Ihnen vieles völlig überzuckert vorkommen.

Bei Heißhunger auf bestimmte Lebensmittel können Sie fünf bis zehn Gramm Glutaminpulver mit einem Esslöffel Schlagsahne verrühren und trinken. Das wirkt wahre Wunder! L-Glutamin ist eine Aminosäure, die für ein gesundes Immunsystem und unsere Verdauung von großer Bedeutung ist. Sie stärkt die Schleimhautzellen und beugt Muskelabbau vor.

Ergänzungsmittel gegen die Lust auf Süßes:
- Gymnema-Blätter
- L-Glutamin (siehe oben)
- Taurin
- Omega-3-Fette

Den Hormonhaushalt regulieren

Ich habe bereits ausführlich dargestellt, wie wichtig ein ausgeglichener Hormonhaushalt ist, wenn Sie abnehmen wollen. Wir können einiges tun, um unseren Hormonhaushalt zu regulieren. Unten aufgeführte Vitamine können zum hormonellen Gleichgewicht beitragen. Das gilt besonders für Frauen mit unregelmäßiger Menstruation, PMS-Beschwerden oder in den Wechseljahren – ein solcher Vitamincocktail hilft aber auch, wenn Sie sich einfach mal »von der Rolle« fühlen.

Selbst für Probleme wie Östrogenüberschuss gibt es Lösungen. Woran bemerken wir einen Östrogenüberschuss? Typische Anzeichen für zu viel Östrogen im weiblichen Körper sind prämenstruelle Beschwerden (PMS), unregelmäßige oder besonders schwere Monatsblutungen, Migräne, Endometriose, Myome oder Eierstockzysten. Zu viel Östrogen ist auch ein Risikofaktor für Brustkrebs. Das Verhältnis zwischen Östrogen und Progesteron lässt sich über Bluttests bestimmen.

- Mehr Proteine und dunkelgrünes Blattgemüse helfen gegen hormonelles Chaos. Das gilt besonders für die zweite Zyklushälfte. Trinken Sie also reichlich frisch gepressten Saft aus grünem Gemüse und essen Sie entgiftendes Gemüse für die Leber wie Rosenkohl, Brokkoli, Blumenkohl, Artischocken, Löwenzahnblätter, Radieschen und Rote Bete. Dunkelgrünes Blattgemüse unterstützt die Leber und sorgt zugleich für die Extraportion Lignane, die Östrogen binden und seine Ausscheidung fördern.
- Mit 30 Gramm Ballaststoffen pro Tag bleibt der Darm gesund und aktiv. Die Fasern in gemahlenem Leinsamen können Östrogen binden, sodass es leicht ausgeschieden werden kann. Rühren Sie zwei Esslöffel gemahlenen Leinsamen pro Tag in Smoothies, Säfte oder Apfelmus ein.
- Achten Sie darauf, weniger mit Kunststoffen in Kontakt zu kommen, und ernähren Sie sich glutenfrei.
- Wenn Sie schon Alkohol trinken, dann bitte Rotwein, zum Beispiel einen guten Pinot Noir oder Merlot. Bereits moderater Alkoholkonsum lässt bei Männern und Frauen den Östrogenspiegel steigen. Beschränken Sie sich auf maximal ein bis zwei Gläser Rotwein pro Woche.

- Sport und ein gesundes Körpergewicht wirken einer Überproduktion von Östrogen entgegen. Ein zu hoher Körperfettanteil speichert Östrogen, wohingegen ein geringerer Fettanteil die Hormonbelastung senkt.
- Mönchspfeffer kann das endokrine System hervorragend ausbalancieren und sorgt für einen normalen Progesteronspiegel. Das Extrakt hat schon vielen Frauen geholfen, wieder einen Eisprung und normalen Zyklus zu haben, besonders bei Amenorrhö oder nach dem Absetzen der Pille. (Nehmen Sie Mönchspfeffer *niemals* ein, wenn Sie mit der Pille verhüten.) Auch bei Menstruationskrämpfen, Brustspannen, Blähungen oder Hitzewallungen kann Mönchspfeffer helfen.
- Machen Sie zweimal pro Woche Yoga – auch das hat einen positiven Einfluss auf die Hormone.

Ergänzungsmittel zur Regulierung des Hormonhaushalts:
- Vitamin D3
- Diindolylmethan (DIM)
- Mönchspfefferextrakt
- Omega-3-Fette
- Nachtkerzenöl

Ergänzungsmittel bei Östrogenüberschuss:
- Omega-3-Fette
- Vitamin-B-Komplex
- Diindolylmethan (DIM)
- Taurin
- Mariendistel
- Leinsamen

Effektiver Sport

Mit einer Kombination aus hochintensivem Intervalltraining und Krafttraining, mindestens viermal in der Woche, erreichen Sie in kurzer Zeit die besten Resultate. Bestimmte Maßnahmen vor und nach dem Training können die fettverbrennenden Hormone kräftig auf Trab bringen und den Muskelaufbau fördern.

Mit der passenden Nährstoffversorgung vor dem Training sorgen wir für mehr Energie und verbessern die Insulinsensitivität. Natürlich dürfen Sie auch mit leerem Magen Sport treiben, doch ich empfehle, mindestens eine Stunde vorher eine Portion Protein und Fett, um die Neurotransmitter optimal zu aktivieren und die Leistungsfähigkeit zu erhöhen. Eine Tasse Kaffee oder schwarzer Tee vor dem Training hat ebenfalls einen positiven Effekt auf die Leistung. Birnen, Melonen, Beeren, Feigen, Datteln, Ananas, Äpfel und Rosinen sollten Sie aufgrund ihres hohen Fruktosegehalts besser erst nach dem Sport essen.

Durch Sport steigt der Kortisolspiegel, was die Freisetzung von Wachstumshormon verhindert. Ein Extraschub Proteine und Antioxidantien nach dem Training – etwa über einen Proteinshake – senkt den Kortisolspiegel und unterstützt die Muskelregeneration. Zwei Rezepte für leckere Shakes finden Sie auf Seite 226.

Ergänzungsmittel vor dem Sport (eine Stunde vor dem Training einnehmen):
- L-Carnitin
- Omega-3-Fette
- verzweigtkettige Aminosäuren (BCCA)
- Coenzym Q

Ergänzungsmittel nach dem Sport:

Nehmen Sie diese Ergänzungsmittel zehn Minuten nach dem Training ein, zum Beispiel:

- Vitamin C
- verzweigtkettige Aminosäuren (BCAA)
- Magnesium
- Glutaminpulver
- Vitamin E
- Phosphatidylserin (vor dem Schlafengehen)
- Magnesium, äußerlich (zwei Sprühstöße in die Kniekehlen vor dem Schlafengehen)

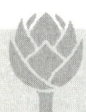

MAGNESIUM, DER MUSKELFREUND

Der Krafttrainings- und Ernährungscoach Charles Poliquin hat mir gründlich eingehämmert, wie entscheidend Magnesium für unsere Gesundheit ist. Dieser Superstar unter den Mineralien ist im menschlichen Körper an über dreihundert chemischen Reaktionen beteiligt, darunter am Energiestoffwechsel aller Zellen. Daher gehört es zu den Mineralstoffen, die im Körper am meisten vertreten sind. Ein Großteil unserer Magnesiumvorräte ist in den Knochen gespeichert.

Magnesium hat auch großen Einfluss auf unser Hormonsystem. Es trägt zur Erhaltung des Insulinspiegels bei. Auch unsere Muskeln verlassen sich auf Magnesium. Als ich im Krankenhaus auf Herzstationen gearbeitet habe, bekamen

Herzinfarktpatienten grundsätzlich eine kräftige Dosis Magnesium zur Entspannung des Herzmuskels. Magnesium entspannt aber auch die Skelettmuskulatur und ist damit ein wichtiger Bestandteil der Nährstoffversorgung nach dem Training.

Wegen ausgelaugter Ackerböden haben die meisten Menschen deutlichen Magnesiummangel. Doch selbst wenn der Boden noch viel Magnesium enthält, blockieren die meisten konventionellen Düngemittel die Mineralstoffaufnahme durch die Pflanzen. Hinzu kommt ein übermäßiger Genuss von phosphor- und zuckerhaltigen Limonaden, der dem Körper Magnesium entzieht. Übrigens ist auch Stress ein Magnesiumräuber.

In Kombination mit Sport kann Magnesium den Testosteron- und DHEA-Spiegel erhöhen und den Muskelaufbau und die Insulinsensitivität verbessern.

Der Magnesiumgehalt im Blut lässt sich gut bestimmen. Der Normalwert liegt bei 0,65–1,05 mmol/Liter und ist entscheidend für einen guten allgemeinen Gesundheitszustand. Denn ein ausgeglichener Magnesiumspiegel unterstützt die Regulierung des Blutzuckers, des Kortisolwerts, des Blutdrucks und des Herzrhythmus. Je besser das Gewebe mit Magnesium versorgt ist, desto besser widerstehen wir den schädlichen Auswirkungen von Stress. Nehmen Sie im Laufe des Tages immer wieder kleine Mengen ein und sprühen Sie vor dem Schlafen etwas Magnesium in die Ellenbeugen oder in die Kniekehlen.

Muskelcocktail

Diesen Shake können Sie zu Hause vorbereiten und zum Sport mitnehmen, um ihn unmittelbar nach dem Training zu genießen:

1 bis 2 Messlöffel Wheyprotein-Pulver
250 ml ungesüßte Mandel- oder Kokosmilch, Kokoswasser
oder Wasser
250 ml tiefgekühlte oder frische Früchte, zum Beispiel
Beeren, eine halbe Banane oder Mangostücke
Zimt

Alle Zutaten mit Eiswürfeln in den Mixer geben, so bleibt der Shake angenehm kühl.

Post-Workout-Shake

Der Post-Workout-Shake enthält viele Antioxidantien, hilft bei der Regeneration und beugt Muskelkater vor. Bereiten Sie ihn innerhalb von zehn Minuten nach Ende der sportlichen Betätigung frisch zu.

1 gehäufter EL Glutaminpulver
1 bis 2 Messlöffel Proteinpulver
250 ml Beeren
1 Messlöffel grünes Gemüsepulver
250 ml Kokosmilch oder Kokoswasser
125 ml Wasser

eine Prise Zimt
eine Prise Steviapulver zum Süßen

Alle Zutaten mit einer Handvoll Eiswürfel im Mixer gründlich aufschäumen.

Die Fettverbrennung ankurbeln

Um die Fettverbrennung anzukurbeln, können Sie auch über das Training hinaus einiges tun.

- Schlaf begünstigt Fettverbrennung und Muskelaufbau gleichermaßen. Gehen Sie möglichst gegen 22 oder 23 Uhr schlafen und gönnen Sie sich mindestens sieben bis acht Stunden Schlaf, bei Bedarf auch mehr.
- Essen Sie zu jeder Mahlzeit ausreichend Proteine, Fasern und hochwertiges Fett, damit Ihr Körper kein Problem damit hat, seine Fettreserven anzugreifen.
- Meiden Sie Zucker, künstliche Süßungsmittel und trinken Sie nur wenig Alkohol. Diese Substanzen lassen nicht nur den Bauchumfang wachsen, sondern hemmen auch die Fettverbrennung.

Ergänzungsmittel für vermehrte Fettverbrennung:
- Probiotika
- Zink
- Biokokosöl (ein Esslöffel pro Tag)

Magen und Darm heilen

Mit den nachfolgenden Tipps können Sie viel gegen Sodbrennen, das Leaky-Gut-Syndrom, Lebensmittelallergien, Autoimmunreaktionen, Helicobacter pylori (den Erreger, der die meisten Magengeschwüre verursacht), Magengeschwüre und Reizdarmsymptome tun. Gleichzeitig können Sie die Einnahme von Magenmedikamenten allmählich reduzieren und – insbesondere nach Antibiotikaeinnahme – die normale Darmflora wiederherstellen.

- Ernähren Sie sich zur Unterstützung der Heilung unbedingt paleokonform, denn Proteine bauen die Wände des Verdauungsapparats wieder auf.
- Meiden Sie Lebensmittelallergene, Gluten und Zucker. Sie irritieren den Darm und fördern Entzündungsreaktionen.
- Kamillentee beruhigt den Verdauungsapparat.
- Kochen Sie in der Suppe oder im Eintopf etwas Okra mit. Die Schleimstoffe darin bilden im Magen eine beruhigende Schutzschicht.
- Mahlen Sie Leinsamen oder Chiasamen und geben Sie ein bis zwei Esslöffel über den Salat, in einen Smoothie oder in Apfelmus.
- Grüne Säfte unterstützen die Heilung. Die Nährstoffe sind im Rohzustand, und die vielen biologisch wirksamen Enzyme bringen den Körper wieder ins Gleichgewicht. Wer einen Hochleistungsstandmixer besitzt, kann das komplette grüne Gemüse, ob Spinat, Grünkohl, Weißkohl, Mangold oder was auch immer, verarbeiten, sodass die Ballaststoffe nicht verloren gehen. Für unterwegs empfiehlt sich ein grüner Drink an der Saftbar – und

dann ab in den Tag! Zur Not tut es auch die einfache Variante – ein gehäufter Esslöffel pulverisiertes grünes Gemüse in einem Glas Wasser mit Eis. Fest schließen und vor dem Trinken kräftig durchschütteln.

Gegen Bauchschmerzen – etwa nach einem übermäßig ausschweifenden Schlemmertag – helfen mir drei Verbündete: frischer Ingwer, Pfefferminze und Fencheltee. Je einen Teelöffel von allen drei Zutaten zusammen mit etwas Orangenschale mit heißem Wasser übergießen, drei bis fünf Minuten ziehen lassen und gleich trinken. Das beruhigt den rebellierenden Magen.

Paradiesgrün

2 Stangen Sellerie
½ Salatgurke
½ Apfel
½ Zitrone
½ Limette
1 Stückchen geschälter Ingwer
1 Blatt Mangold
1 Bund frischer Koriander oder Petersilie
5 Blätter Grünkohl
1 Handvoll Spinat

Das Gemüse und das Obst vor der Verarbeitung gut waschen. Nach Möglichkeit Bioprodukte wählen. Die Zitrone und die Limette schälen und auch das Weiße komplett entfernen. Zum Entsaften feiner Blätter (wie bei Petersilie und Koriander) die Blätter fest zusammenrollen, damit sie kompakter werden.

Ergänzungsmittel für Magen und Darm:
- Glutaminpulver
- Probiotika
- natürlicher Süßholzwurzelextrakt
- Omega-3-Fette
- L-Karnosin mit Zink

Verdauungshelfer

Am Morgen nach einer Völlerei – egal ob Alkohol im Spiel war oder nicht – sorgt ein frischer Saft für Abhilfe.

½ Salatgurke
1 grüner Apfel
1 Stange Fenchel mit Grün
2 Zweige Pfefferminze, eingerollt
1 kleines Stück frischer Ingwer

Alle Zutaten im Entsafter verarbeiten und den Saft frisch trinken.

Stressmanagement
Die folgenden Empfehlungen tragen zur Senkung des Kortisolspiegels bei, fördern einen ruhigen Schlaf und sorgen den ganzen Tag für gleichmäßige Energieversorgung.

- Clean Eating kann bei Stress tatsächlich entscheidend sein. Überlegen Sie einfach, wie es dem Körper geht, wenn er nur Kaffee und Kekse bekommt statt einem Omelett mit frischem Gemüse. Manche Nahrungsmittel enthalten viele Kohlenhydrate und können uns überstimulieren, Proteinlieferanten hingegen helfen uns, ruhig und klar zu bleiben.
- Achten Sie gerade bei Stress auf eine feste Struktur: regelmäßige Mahlzeiten, Kamillentee, das gewohnte Sportprogramm, ein heißes Bad und wirklich jeden Tag eine Ruhepause. Wir können Stressphasen nicht immer vermeiden, aber wir können selbst bestimmen, wie wir damit umgehen.
- Taurin beruhigt das Gehirn.
- Vitamin C direkt nach dem Training senkt das Kortisol und fördert die Testosteronausschüttung.

Ergänzungsmittel für die Stressregulierung:
- Omega-3-Fette
- Magnesium
- Rhodiola rosea
- Phosphatidylserin (vor dem Schlafengehen)
- Vitamin C
- Taurin

Gesunder Schlaf

Da der Schlaf unseren Stoffwechsel reguliert, müssen wir bedenken, wie wir ihn durch unsere Lebensweise beeinflussen. Was können wir grundsätzlich tun? Versetzen Sie sich zurück in die Steinzeit: Spätestens um 21 Uhr wird es dunkel. Daran sollten Sie sich orientieren. Achten Sie auf ein ruhiges Umfeld, reduzieren Sie die Reize, die auf Sie einströmen, schalten Sie alle Geräte ab. Jetzt ist Zeit zum Entspannenn.

Auf der anderen Seite ist gesunder, erholsamer Schlaf leider keine Selbstverständlichkeit, und Schlafstörungen können viele Ursachen haben – von zu viel Sport über falsche Ernährung und Stress bis hin zu Ängsten. Ebenso viele unterschiedliche Lösungsansätze gibt es. Überlegen Sie, was Ihnen am besten helfen könnte. Schlafen Sie gut!

- Frühstücken Sie innerhalb von einer Stunde nach dem Aufwachen, und essen Sie tagsüber regelmäßig.
- Wenn man nachts um eins erwacht, kann dies an einer Stresshormonreaktion infolge von Unterzuckerung liegen. In solchen Fällen hilft es, am späteren Abend noch einmal eine Kleinigkeit zu essen. Ideal ist eine Kombination von Proteinen und ballaststoffreichen Kohlenhydraten. 60 Gramm Putenaufschnitt eine Stunde vor dem Schlafengehen stabilisieren den Blutzucker und versorgen das Gehirn mit reichlich Serotonin. Der Serotoninspiegel profitiert auch von einem Stückchen Obst und fünf Mandeln vor dem Schlafengehen.
- Achten Sie auf einen gesunden Darm! Der Darm hat nämlich großen Einfluss auf die Schlafqualität. Die meisten Menschen glauben, Serotonin würde im Gehirn erzeugt, doch in Wahrheit stammt es aus dem Darm. Bei innerlichen Entzündungen wie Colitis ulcerosa, Morbus Crohn, Diarrhö oder übermäßigem Antibiotikagebrauch kann es daher zu Schlafstörungen oder sogar zu Depressionen kommen. Der Darm regiert das Gehirn; also behandeln Sie ihn gut.

- Wenn Sie Gamma-Aminobuttersäure (GABA) einnehmen und trotzdem nicht besser schlafen, haben Sie vermutlich Darmprobleme wie Lebensmittelallergien oder -unverträglichkeiten, die Sie angehen sollten (siehe Seite 228, »Magen und Darm heilen«).

- Nehmen Sie Magnesium. Je mehr Magnesium im Gewebe gespeichert ist, desto besser kann der Körper mit Stress umgehen. Unter Stress erzeugt der Körper im Rahmen der Kampf-oder-Flucht-Reaktion das Hormon Norepinephrin-A, ein Katecholamin, das wie ein Neurotransmitter wirkt. Bei optimaler Magnesiumversorgung wird die Katecholaminreaktion hingegen abgeschwächt, was die Schlafqualität und -dauer positiv beeinflusst.

- Treiben Sie exzessiv Sport? Auch das kann dazu führen, dass Sie nachts wachliegen, weil Ihr Kortisolspiegel zu hoch ist.

- Bei bestimmten Meditationsübungen produziert das Gehirn mehr Alphawellen. Auch Atemübungen können den Kortisolspiegel absenken. Versuchen Sie es mit Meditations-CDs, die als Einschlafhilfe konzipiert sind.

- Wenn Sie aufgrund ernsthafter Ängste dauerhaft nicht schlafen können, suchen Sie sich einen Therapeuten. Mit kognitiver Verhaltenstherapie können wir das Gehirn neu verdrahten und den Teufelskreis aus Gedankenspiralen und immer gleichen Handlungen durchbrechen.

- Bei Ängsten können Sie den ganzen Tag Yogi-Abendtee trinken und bis zu drei Beutel pro Tasse aufgießen. Normalerweise reicht eine Tasse zum Abendessen oder vor dem Schlafengehen – am besten während eines entspannenden Bittersalzbades.

Ergänzungsmittel für guten Schlaf:
- Gamma-Aminobuttersäure (GABA)
- Magnesium
- Magnesiumspray, äußerlich angewandt (ein bis zwei Sprühstöße in die Kniekehlen oder in die Ellenbeugen)

Ergänzungsmittel bei Schlaflosigkeit durch Sport:
Wer zu viel trainiert hat und deshalb nachts um drei erwacht, kann den Kortisolspiegel mit folgenden Nährstoffen senken:

- Vitamin C (unmittelbar nach dem Training oder zum Frühstück)
- Phosphatidylserin (unmittelbar nach dem Training oder zum Abendessen)
- Rhodiola rosea
- Vitamin B$_6$
- Magnesium
- Magnesiumspray, äußerlich angewandt (ein bis zwei Sprühstöße in die Kniekehlen oder in die Ellenbeugen)

Ergänzungsmittel bei Ängsten:
Bei Angstattacken helfen verschiedene Nährstoffe, die tagsüber oder eine Stunde vor dem Einschlafen eingenommen werden.

- Indisches Basilikum
- Inositolpulver
- Magnesiumglycinat
- 5-Hydroxytryptophan (5-HTP)
- Taurin

WELCHE BLUTTESTS SIND SINNVOLL?

Bei den Bluttests im Rahmen der regelmäßigen Vorsorgeuntersuchung hat der Arzt an den Blutwerten meist nichts auszusetzen. Alles sieht normal aus. »Normal« orientiert sich allerdings häufig an heutigen Durchschnittswerten, die von Menschen stammen, die denselben Belastungen ausgesetzt sind wie Sie und womöglich auch nicht den gesündesten Lebensstil pflegen. Insofern ist alles relativ. Zudem gibt es einige Aspekte, die bei den Standardtests nicht untersucht werden.

Ein guter Hausarzt wird die individuell sinnvollen Tests gemeinsam mit Ihnen festlegen. Die nachfolgende Liste habe ich mit meinem Freund und Kollegen, Dr. Mark Houston, erstellt, einem Experten für Bluthochdruck. Mit diesen Tests erhalten Sie ein umfassendes Bild von Ihrer Gesundheit und können eventuelle Probleme gezielt angehen.

- Nüchterninsulin und Nüchternblutzucker. Bei auffälligen Ergebnissen sollte ein Glukosetoleranztest (GTT) folgen, der die Insulinresistenz bestimmt.
- Bestimmung der Mikronährstoffe und Erstellung eines Lipoprotein-Profils zur Ermittlung von Vitamin-, Mineralstoff- und Antioxidantienmängeln, Fettstoffwechselstörungen und des Risikos für die Herzkranzgefäße
- Triglyzeride: Blutfette messen
- C-reaktives Protein (CRP): Marker für die allgemeine Entzündungsbereitschaft

- Lipoprotein (a): Marker für das Risiko für die Herzkranz-gefäße
- Vitamin B_{12}: unterstützt die Diagnose von Störungen des zentralen Nervensystems, Anämie, Malabsorbtionssyn-drom und Abgeschlagenheit
- Homocystein: Indikator für das Risiko für die Bildung arte-rieller Plaques
- Thyroid-Stimulating Hormone (TSH): Screening auf Schild-drüsenerkrankungen. TSH regt die Schilddrüse an, T_3 und T_4 zu erzeugen.
- Triiodthyronin (T_3): bestimmt die aktive Form des vorhan-denen Schilddrüsenhormons
- freies Thyroxin (freies T_4): genauere Bestimmung der Schilddrüsenhormonproduktion
- Reverse T_3: Test auf Schilddrüsenresistenz und Über-prüfung der Fähigkeit, T_4 in T_3 umzuwandeln
- 25-Hydroxy-Vitamin D (VD25): wichtig für jede Zelle und jedes Körpergewebe
- Glutenantikörper: Diagnostizierung oder Überwachung einer Zöliakie
- Östradiol (E2): Bewertung des hormonellen Gleichge-wichts
- Testosteron (Gesamtmenge und freies Testosteron): das wichtigste anabolisch wirksame Steroidhormon für die Stoffwechselregulierung und die Reparatur und Regene-ration von gesundem Gewebe
- Allergietest

- Schwermetalle: Tests auf das Vorliegen von Schwermetallen im Körper
- Zink (in roten Blutkörperchen): Ermittlung des intrazellulären Zinkstatus
- Magnesium (in roten Blutkörperchen): Ermittlung des intrazellulären Magnesiumstatus
- Urinanalyse und Mikroalbumin: Test auf Diabetes, Harnwegsinfekte und Nierenerkrankungen
- Eisen und Eisenbindungskapazität (TIBC): Test auf Eisenmangelanämie
- Stoffwechselscreening: gibt Hinweise auf die Funktionsfähigkeit der wichtigsten Organe wie Herz, Leber, Nieren, Drüsen, aber auch Nerven, Knochen und Muskeln

Schlusswort

Meine Paleo-Ernährungsweise ist eine neue Interpretation uralter Erfahrungen. Sie hilft uns nicht nur abzunehmen, sondern auch, uns auf das Wesentliche zu konzentrieren, den Körper zu entgiften, wieder ins Gleichgewicht zu kommen und den Stoffwechsel so umzustellen, dass wir genug Energie für unseren fordernden Alltag haben. Wir Frauen müssen mehr an unsere Gesundheit denken und unsere Batterien immer wieder aufladen. Die heutige Welt hat viel zu bieten, aber unser Alltag ist so schnelllebig, dass wir unsere wahren Bedürfnisse leicht vernachlässigen. Von Zeit zu Zeit braucht jede Frau eine Pause, in der sie ihr Telefon abschaltet, das Tablet weglegt und sich den natürlichen Bedürfnissen ihres Körpers widmet. Paleo soll kein strenges Korsett und keine Zusatzbelastung darstellen, im Gegenteil: Eine optimale Ernährung ist die Voraussetzung dafür, dass wir uns in jeder Hinsicht wohl fühlen und all die Gifte und Allergene loswerden, mit denen unsere Umwelt uns an jeder Straßenecke bombardiert. Denn in jeder Frau steckt eine urtümliche Kraft, die nur darauf wartet, endlich freigesetzt zu werden.

Beim Paleo-Ansatz geht es nicht darum, dass jede Frau sich rund um die Uhr auf die gleiche Weise perfekt ernährt. Für uns aktive, moderne Frauen ist es wichtig, ein Gleichgewicht zu finden zwischen dem Genuss und unseren tatsächlichen körperlichen Bedürfnissen. Dieses Gleichgewicht muss jede Frau für sich individuell finden. Für mich persönlich gilt: Ich werde immer mal wieder Schokolade essen oder einen Martini trinken, das gönne ich mir. Auf der anderen Seite habe ich riesigen Spaß an schweißtreibendem Sport, und ich liebe den Augenblick, wenn ich vor meinem Teller sitze und darauf liegt ein saftiges gegrilltes Steak oder ein feines Stück Lachs neben knackigem Salat und massenweise leckerem Gemüse. Es geht einfach darum, selbst herauszufinden, was Ihnen und Ihrem Körper guttut – und mit sich und Ihrer Ernährung Frieden zu schließen.

Welche Geschwindigkeit Sie bei der Umstellung Ihrer Lebensweise wählen, liegt in Ihrem eigenen Ermessen. Ein Paleo-Frühstück mit Steak und Avocado statt Cornflakes und Milch kann bereits ein entscheidender Schritt sein. Vielleicht überbrückt ein Proteinshake oder ein Stück Bitterschokolade das Nachmittagsloch besser als ein Stückchen Kuchen. Oder Sie fangen sofort an mit der vierzehntägigen Paleo-Entgiftungsphase. Egal wofür Sie sich entscheiden, jeder Schritt zur Paleo-Ernährung wird Ihren Körper, Ihr Wohlbefinden und Ihr ganzes Selbst auf bemerkenswerte Weise verändern.

Es gibt sehr extreme Paleo-Diäten, darunter fällt mein Ansatz nicht. Unsere persönlichen Ziele erreichen wir mit einer positiven Einstellung und wenn wir dranbleiben. Es gibt jedoch immer Zeiten, in denen das Leben aus dem Ruder läuft und die persönlichen Essgewohnheiten gleich mit. Das macht nichts. Jeder von uns ist einzigartig, und jeder macht Fehler. Respektieren Sie sich selbst, Ihre persönliche Entwicklung und Ihre Geschwindigkeit.

Vertrauen Sie weiter in Ihre Fähigkeiten zur Veränderung und in Ihre Achtsamkeit, Sie werden sicher auf den richtigen Weg zurückfinden.

Wenn ich selbst der Paleo-Ernährung untreu werde, liegt dies meist daran, dass ich mir nicht ausreichend Zeit für mich selbst nehme. Wir heutigen Frauen führen ein intensives Leben, und die meisten von uns müssen noch daran arbeiten, sich selbst an die erste Stelle zu setzen. Wie können Sie sich am besten motivieren, zum Sport zu gehen, ein Stück Kuchen abzulehnen und genug zu schlafen? Unsere Vorfahren hatten nicht halb so viel um die Ohren wie wir. Wenn wir uns mehr Zeit für uns selbst nehmen, haben wir die Schlacht schon halb gewonnen.

Setzen Sie die Paleo-Ernährung für Frauen so ein, wie es für Sie am besten ist. Sie können damit mühelos abnehmen. Sie können sich aber auch einfach nur wohler fühlen und mehr Tatkraft für die Umsetzung all Ihrer Ziele gewinnen.

Genießen Sie Ihr Leben!

Ihre Esther

PALEO-REZEPTE

Da ich gerne vorkoche, um immer etwas Essbares griffbereit zu haben, gibt es zahlreiche Rezepte für mehrere Portionen. So kann entweder die Familie mitessen, oder Sie frieren die Reste portionsweise ein. Wer ein- bis zweimal pro Woche in größeren Mengen kocht, hat stets eine gute Auswahl im Kühlschrank oder Gefrierschrank. Das ist mein Erfolgsgeheimnis: paleogerecht vorkochen.

Bon appétit!

Frühstücksideen und Smoothies

Gemüseomelett

Für 2 Portionen
1 EL Olivenöl
4 Handvoll Spinatblätter, gewaschen und gerupft
2 Champignons, in Scheiben
½ Paprika, gewürfelt
¼ Zwiebel, gewürfelt
3 große Eier und 3 Eiweiße, verquirlt

Das Olivenöl in einer großen Pfanne auf kleiner bis mittlerer Stufe erhitzen. Spinat, Pilze, Paprika und Zwiebelwürfel hinzufügen und dünsten. Nach dem Garen das Gemüse aus der Pfanne nehmen.

Die Eier in die Pfanne gießen und unter Rühren leicht stocken lassen. Das Gemüse hinzugeben, das Omelett weiter garen, bis die Eier vollständig fest sind, zusammenklappen und servieren.

Tomaten-Pesto-Omelett

Für 2 Portionen
1 EL Olivenöl
50 g sonnengetrocknete Tomaten, gehackt
3 große Eier, verquirlt
2 EL Pesto

Das Olivenöl auf mittlerer Stufe in der Pfanne erhitzen. Eier hinzugießen und bis zur gewünschten Festigkeit garen. Tomaten und Pesto auf die Eier geben, zusammenklappen und servieren.

Basilikum-Pesto

2 Handvoll frische Basilikumblätter
3 Knoblauchzehen, fein gehackt
40 Gramm Pinienkerne, Walnüsse oder Cashewkerne
100 ml Olivenöl
Salz und Pfeffer

Basilikum, Knoblauch und Nüsse oder Kerne in der Küchenmaschine zerkleinern. Das Olivenöl hinzugeben und alles zu einer glatten Masse verarbeiten. Mit Salz und Pfeffer abschmecken. Sofort verbrauchen. Reste im Eiswürfelbehälter einfrieren und bei Bedarf portionsweise auftauen.

Rühreier mit Chorizo

Für 2 Portionen
1 EL Kokosöl
½ Zwiebel, gewürfelt
½ rote Paprika, gewürfelt
½ grüne Paprika, gewürfelt
225 Gramm scharfe Paprikawurst (Bio-Chorizo), in dünnen Scheiben
4 große Eier, verquirlt
Chilisauce (nach Belieben)

Das Kokosöl in einer Pfanne erhitzen. Zwiebeln und Paprika hinzufügen und zwei bis drei Minuten anschwitzen. Die Chorizo hinzufügen und garen, bis sie an den Rändern knusprig wird. Eier hinzufügen, unterrühren und bis zum gewünschten Grad garen. Mit Chilisauce abschmecken.

Rühreier mit Avocado

Für 2 Portionen
1 EL Kokosöl
3 große Eier, verquirlt
½ Avocado, aus der Schale gelöffelt
1 EL Chilisauce (nach Belieben)

Das Kokosöl in einer Pfanne bei mittlerer Hitze zerlassen. Wenn die Pfanne gleichmäßig heiß ist, die Eier hinzufügen und zu Rührei verarbeiten. Mit der halben Avocado und einem Esslöffel Chilisauce garnieren.

Rührei mit Räucherlachs

Für 2 Portionen
1 EL Olivenöl
4 große Eier
125 Gramm Räucherlach, gewürfelt
4 EL Schnittlauch oder Petersilie, gehackt

Das Öl auf mittlerer Stufe erhitzen. Die Eier verquirlen und den Lachs zugeben. Die Eier-Lachs-Mischung in die Pfanne gießen und garen, bis sie locker und fluffig ist. Mit Kräutern bestreuen.

Blaubeerpfannkuchen

Für 12 kleine Pfannkuchen
180 g Mandelmehl
8 EL ungesüßtes Apfelmus
2 große Eier
60 ml Wasser
1 Prise gemahlener Zimt
1 Prise Meersalz
150 g frische oder aufgetaute Heidelbeeren
1 bis 2 EL Kokosöl

Alle Zutaten bis auf die Blaubeeren und das Öl in einer Schüssel gut verrühren. Die Blaubeeren vorsichtig unterheben. In einer großen Pfanne einen Esslöffel Kokosöl auf mittlerer Stufe erhitzen. Den Teig esslöffelweise in die Pfanne geben. Sobald sich auf der Oberfläche des Pfannkuchens Bläschen bilden, wenden. Von beiden Seiten gleichmäßig bräunen. Für weitere Pfannkuchen bei Bedarf mehr Kokosöl hinzugeben.

Spinat-Frittata

Für 2 Portionen
1 EL Olivenöl
4 Handvoll Spinatblätter
2 EL getrocknete Tomaten, gehackt
1 Knoblauchzehe, fein gehackt
6 große Eier
250 ml Mandelmilch
Meersalz und frisch gemahlener schwarzer Pfeffer

Den Grill im Backofen vorheizen. Olivenöl in eine große, ofenfeste Pfanne geben und auf mittlerer Stufe erwärmen. Spinat und Tomaten hinzufügen, bis der Spinat zusammenfällt. Knoblauch hinzufügen und eine Minute garen. Eier, Milch, Salz und Pfeffer in einer kleinen Schüssel verrühren. In die Pfanne gießen und warten, bis die Eier fest sind. Die Pfanne drei bis fünf Minuten lang unter den vorgeheizten Grill stellen, bis die Oberfläche appetitlich gebräunt ist.

Steak und Eier mit Tomaten

125 Gramm mageres Steak, in zentimeterdicken Scheiben
1 Prise Meersalz
1 Prise schwarzer Pfeffer, gemahlen
2 TL Kokosöl
½ Zwiebel, gewürfelt
2 große Eier
1 große Fleischtomate, in Scheiben

Das Steak mit Salz und Pfeffer würzen. Einen Teelöffel Kokosöl in der Pfanne erhitzen und die Zwiebelwürfel darin glasig werden lassen. Das Fleisch hinzufügen und bis zur gewünschten Garstufe braten. Vom Herd nehmen und auf einen Teller geben. In einer zweiten Pfanne ebenfalls einen Teelöffel Kokosöl erhitzen und zwei Spiegeleier braten. Die Eier zum Steak servieren und mit Tomate garnieren.

Eier Benedict mit Orangenscheiben

Für 2 Portionen
4 Scheiben gekochter Schinken
4 große Eier
2 Orangen, in Scheiben

Den Schinken in einer Pfanne gründlich erhitzen, dann aus der Pfanne nehmen. Das Fett in der Pfanne lassen und Spiegeleier zubereiten. Den Schinken auf zwei Teller verteilen und auf jede Scheibe Schinken ein Spiegelei setzen. Mit zwei Esslöffeln Sauce hollandaise beträufeln und mit Orangenscheiben garnieren.

Sauce hollandaise

2 große Eigelbe
2 EL Wasser
80 g Butter oder Gheebutter, zerlassen
1 EL frischer Zitronensaft
¼ TL Dijonsenf
¼ TL Meersalz
½ TL schwarzer Pfeffer, gemahlen

Die Eigelbe und das Wasser in einer kleinen Metallschüssel cremig und glatt rühren. Die Schüssel im Wasserbad auf kleiner Stufe unter ständigem Rühren erhitzen, bis die Masse andickt. Vom Herd nehmen und weiterrühren. Butter, Zitronensaft, Salz und Pfeffer unterschlagen. Warm servieren.

Mini-Quiche

Für 2 Portionen
4 große Eier
2 Scheiben gekochter Schinken, klein geschnitten
1 grüne Paprika, entkernt und gewürfelt
1 rote Paprika, entkernt und gewürfelt
1 TL Kokosöl, zerlassen, für die Förmchen
¼ Cantaloupe-Melone, halbiert

Die Eier in einer Schüssel verquirlen. Den Schinken und die Paprikawürfel hinzufügen und unterrühren. Vier ofenfeste Förmchen ölen, die Eimasse einfüllen und bei 175 °C 20 Minuten backen, bis die Oberfläche fest ist. Mit einem Messer vorsichtig rundherum vom Rand lösen, auf zwei Tellern anrichten und die Melonenschnitze dazu reichen. (Zwei Quiches pro Portion!)

Bananen-Walnuss-Pfannkuchen mit Putenwurst

Für 4 Portionen
1 reife Banane
120 g Mandelmehl
125 ml ungesüßtes Apfelmus
2 große Eier
60 ml Wasser
4 EL Walnüsse, gehackt
2 EL und 1 TL Kokosöl
8 Putenwürstchen

Alle Zutaten bis auf das Öl und die Würstchen gut verrühren. Zwei Esslöffel Kokosöl in einer großen Pfanne auf mittlerer Stufe erhitzen. Pro Pfannkuchen eine kleine Kelle Teig in die Pfanne geben (etwa 60 ml oder vier Esslöffel) und backen, bis sich auf der Oberfläche kleine Bläschen bilden. Die Pfannkuchen wenden und fertig backen. Parallel dazu die Würste anritzen und in einem Teelöffel Kokosöl von jeder Seite zwei Minuten braten.

Große Frühstückspfanne

1 EL Kokosöl
125 g Hackfleisch (zum Beispiel vom schottischen
Hochlandrind)
180 g Brokkoli, gehackt
1 rote Zwiebel, gehackt
150 g Tomaten, gehackt
Meersalz und frisch gemahlener schwarzer Pfeffer

Das Öl in einer Pfanne auf mittlerer Stufe erhitzen. Rindfleisch,
Brokkoli, Zwiebeln und Tomaten hinzufügen und so lange garen,
bis das Fleisch gebräunt und das Gemüse bissfest ist. Mit Salz und
Pfeffer abschmecken.

Smoothies

Smoothies sind ein perfektes Frühstück, aber auch ein wunderbarer Snack zwischendurch. Alle Smoothie-Rezepte ergeben eine Portion.

Mandeltraum-Smoothie

250 ml Mandelmilch
1 EL Mandelmus
1 Messlöffel Wheyprotein-Pulver, Schokolade
250 ml Eiswürfel

Alle Zutaten im Mixer gründlich aufschlagen.

Bananen-Smoothie

250 ml Mandelmilch
½ Banane, gefroren
1 Messlöffel Wheyprotein-Pulver, Vanille

Alle Zutaten im Mixer gründlich aufschlagen.

Beeren-Smoothie

250 ml Mandelmilch
140 g gefrorene Beeren (Erdbeeren, Heidelbeeren, Himbeeren)
1 Messlöffel Wheyprotein-Pulver, Vanille

Alle Zutaten im Mixer gründlich aufschlagen.

Brownie Surprise

250 ml Kokosmilch
1 Messlöffel Wheyprotein-Pulver, Schokolade
1 EL Kakaopulver, ungesüßt
30 g Walnüsse
250 ml Eiswürfel

Alle Zutaten im Mixer gründlich aufschlagen.

Schokoladen-Erdbeer-Smoothie

250 ml Mandelmilch
140 g Tiefkühlerdbeeren
2 Messlöffel Wheyprotein-Pulver, Schokolade

Alle Zutaten im Mixer gründlich aufschlagen.

Orangen-Bananen-Smoothie

125 ml Wasser
125 ml Orangensaft
1 Messlöffel Wheyprotein-Pulver, Vanille
½ Banane, gefroren
250 ml Eiswürfel

Alle Zutaten im Mixer gründlich aufschlagen.

Erdbeer-Smoothie

250 ml Mandelmilch
1 EL Mandelbutter
70 g Tiefkühlerdbeeren
1 Messlöffel Wheyprotein-Pulver

Alle Zutaten im Mixer gründlich aufschlagen.

Piña-Colada-Smoothie

250 ml Kokosmilch
4 EL gefrorene Ananasstücke
2 EL Kokosraspel
1 Messlöffel Wheyprotein-Pulver, Vanille

Alle Zutaten im Mixer gründlich aufschlagen.

Kürbis-Smoothie

250 ml Mandelmilch
2 EL Kürbispüree, gekocht
1 Messlöffel Whey-Protein-Pulver, Vanille
½ TL gemahlener Zimt
¼ TL gemahlener Muskat
250 ml Eiswürfel

Alle Zutaten im Mixer gründlich aufschlagen.

Tropical Smoothie

250 ml Kokosmilch
½ Banane, gefroren
1 Messlöffel Wheyprotein-Pulver
1 EL Kokosflocken

Alle Zutaten im Mixer gründlich aufschlagen.

Schoko-Bananen-Smoothie

250 ml Mandelmilch
1 Banane, gefroren
1 Messlöffel Wheyprotein-Pulver, Schokolade
1 EL Kakaopulver, ungesüßt

Alle Zutaten im Mixer gründlich aufschlagen.

Mittagessen

Gebackene Hähnchenbrust mit Rucola und Fenchel

Für 4 Portionen
1 mittelgroßer Fenchel, in dünnen Scheiben
1 große rote Zwiebel, in dünnen Ringen
450 g Hähnchenbrust, ohne Haut und Knochen
¼ TL rote Pfefferflocken, zerdrückt
250 ml Hühnerbrühe
2 TL Olivenöl, extra vergine
1 Schale Rucola (125 g)
1 TL Meersalz

Den Ofen auf 220 °C vorheizen. Fenchel und Zwiebeln auf ein Backblech legen. Die Hähnchenbrust mit Salz und Pfeffer einreiben und auf das Gemüse legen. Die Hühnerbrühe zugießen und das Fleisch etwa 20 Minuten garen. Die Hitzezufuhr auf 200 °C reduzieren, und den Fenchel mit den Zwiebeln noch circa 35 bis 40 Minuten länger schmoren lassen, bis sie karamellisieren. Das Blech aus dem Ofen nehmen. Gemüse und Fleisch entnehmen und warm stellen. Brühe in einen Topf umgießen, Rucola und Olivenöl hinzufügen und auf mittlerer Stufe noch eine bis drei Minuten garen, bis der Rucola leicht zusammenfällt. Den Rucola auf vier Teller verteilen, den Fenchel und die Hähnchenbrust darauf anrichten.

Hühnersalat mit Apfel und Walnuss

125 Gramm gegrilltes Huhn, gehackt
4 Handvoll Spinatblätter
60 g gehackte Walnüsse
½ Apfel, gehackt
1 EL Paleo-Mayonnaise (siehe Rezept Seite 259)
2 EL Balsamicoessig

Alle Zutaten in einer Schüssel vermengen – fertig!

Paleo-Mayonnaise

1 großes Ei
1 TL Zitronensaft
¼ TL Senfpulver
125 ml Olivenöl
1 TL Apfelessig

Ei, Zitronensaft und Senfpulver in einer Schüssel gut verrühren. Olivenöl und Essig hinzufügen und weiterrühren, bis eine dickliche Konsistenz entstanden ist. Im Kühlschrank maximal fünf Tage haltbar.

Hähnchenteile und Zucchinisticks

Für 4 Portionen

Hähnchenteile
2 große Eier
120 g Mandelmehl
1 TL Knoblauchsalz
1 TL schwarzer Pfeffer, gemahlen
450 g Biohuhn, in Streifen

Für die Zucchinistäbchen
4 mittelgroße Zucchini in Streifen (so dick wie Pommes frites)
1 EL Olivenöl
1 TL Meersalz

Den Backofen auf 175 °C vorheizen.

Die Eier in einem tiefen Teller verrühren. In einem zweiten Teller Mandelmehl, Knoblauchsalz und Pfeffer verrühren. Die Hähnchenstreifen beidseitig erst im Ei, dann in der Mandelpanade wenden, nebeneinander auf einem Backblech auslegen. Dann ein weiteres Backblech mit Backpapier auslegen und die Zucchini darauf verteilen. Olivenöl darüberträufeln, mit Meersalz bestreuen und gut durchmischen. Zucchini und Hähnchen zusammen circa 20 bis 25 Minuten backen, dabei die Zucchinisticks einmal wenden. Aus dem Ofen nehmen, wenn die Stäbchen leicht gebräunt und die Ränder des Hühnchens knusprig sind.

Grillhähnchen mit Spinat und Erdbeeren

125 g Hähnchenbrust, gegrillt und in Scheiben
2 Handvoll Spinatblätter
4 Erdbeeren, in Scheiben
1 EL Mandeln, gehobelt
2 EL Balsamicoessig
1 EL Olivenöl

Die Grundzutaten in einer kleinen Schüssel locker mischen. Mit Essig und Öl beträufeln, vermengen und gleich servieren.

Chefsalat

Für 4 Portionen
1 Kopf Romanasalat
4 große Eier, hart gekocht
125 g gegrillte Hühnerbrust, gewürfelt
125 g gegartes Putenfleisch, gewürfelt
1 Salatgurke, gewürfelt
2 Scheiben Schinken, gewürfelt
1 EL Olivenöl
2 EL Balsamicoessig

Alle Zutaten in einer Schüssel vermengen. Mit Salz und Pfeffer abschmecken.

Curryhuhn-Salat

Für 2 Portionen
250 g gegarte Hähnchenbrust, gewürfelt
50 g Rosinen
1 Möhre, geraspelt
1 Stange Sellerie, gehackt
1 EL Paleo-Mayonnaise
1 EL Zitronensaft
1 TL Currypulver
1 EL frische Petersilie, gehackt
¼ TL Meersalz
½ TL schwarzer Pfeffer, gemahlen
4 Handvoll Feldsalat

Alle Zutaten bis auf den Salat in einer Schüssel vermengen. Auf dem Feldsalat anrichten.

Texas-Putenburger

Für 3 bis 4 Portionen
450 g Putenhackfleisch (Bio)
1 Tomate, gewürfelt
4 EL Koriander, gehackt
4 EL Frühlingszwiebeln, fein gehackt
4 EL rote oder gelbe Paprika, fein gewürfelt
¼ TL Meersalz

Alle Zutaten in einer Schüssel gründlich vermengen. In vier gleichgroße Portionen aufteilen und jeweils einen flachen Burger formen. Den Burger bei 200 °C von beiden Seiten etwa drei bis vier Minuten grillen.

Grüner Salat

Für 4 Portionen
1 Knoblauchzehe, geschält und halbiert
1 TL Dijonsenf
1 EL Balsamicoessig
Meersalz und frisch gemahlener schwarzer Pfeffer
3 EL Olivenöl
8 Handvoll gemischter Salat

Eine große Schüssel mit dem Knoblauch ausreiben. Anschließend den Knoblauch zerdrücken und mit Senf und Essig in der Schüssel zehn Sekunden kräftig durchschlagen. Mit Salz und Pfeffer abschmecken. Kräftig weiterrühren und dabei mit der anderen Hand das Olivenöl möglichst langsam in die Vinaigrette laufen lassen, damit eine gleichmäßige Emulsion entsteht. Die Vinaigrette erst kurz vor dem Essen unter den Salat heben.

Grünkohlchips

100 g Grünkohlblätter ohne Strunk
1 EL Olivenöl
½ TL Meersalz

Die Grünkohlblätter leicht mit Öl und Meersalz durchkneten und in einer Lage auf dem Backblech ausbreiten. Bei 180 °C etwa 10 Minuten backen, bis die Chips knusprig sind.

Taco-Salat

Für 4 Portionen
1 EL Traubenkernöl
450 g gehacktes Weiderind- oder Putenfleisch
1 Päckchen Bio-Tacogewürz
1 kleiner Kopf Salat, gehackt
2 mittelgroße Tomaten, gehackt
½ süße Zwiebel, gehackt
1 mittelgroße Salatgurke, geschält und gehackt
80 g schwarze Oliven, in Scheiben

Das Öl in einer großen Pfanne auf mittlerer Stufe erhitzen. Das Fleisch hinzugeben, mit einem Holzlöffel umrühren und leicht anbräunen lassen. Das Tacogewürz hinzufügen und das Fleisch unter Rühren fertiggaren. Salat, Tomaten, Zwiebeln, Gurken und Oliven auf vier Teller verteilen, das Tacofleisch darauf anrichten und eventuell mit einem Tupfer Guacamole garnieren.

Gegrilltes Steak mit fruchtigem Spinatsalat

Für 2 Portionen
450 g Hüftsteak
1 EL Olivenöl
2 Knoblauchzehen, zerdrückt
1 TL Meersalz
1 TL schwarzer Pfeffer, gemahlen
2 Handvoll Spinat
2 EL Cranberries, gehackt
2 EL Walnüsse, gehackt
1 EL Balsamicoessig

Den Grill oder eine Grillpfanne vorheizen. Die Steaks mit Olivenöl bepinseln. Den Knoblauch gleichmäßig auf die Steaks verteilen und das Fleisch von beiden Seiten gut damit einreiben. Mit Salz und Pfeffer würzen. Bei 190 °C von jeder Seite vier Minuten garen, auf Wunsch auch länger. Pro Portion eine Handvoll Spinatblätter auf einen Teller setzen, mit Cranberries, Walnüssen und Essig garnieren und das Fleisch darauf anrichten.

Gegrilltes Steak mit Rote-Bete-Salat

Für 2 Portionen

450 g Rote Bete mit einem Rest Stängel (fingerdick)
2 EL Rotweinessig
450 g Hüftsteak
1 EL Olivenöl
4 EL frischer Koriander, gehackt
½ TL Meersalz

Den Backofen auf 245 °C vorheizen. Die Rote Bete einzeln in Alufolie wickeln und auf ein Backblech legen. Etwa 45 bis 60 Minuten backen (Gartest mit Messer). Aus dem Ofen nehmen und abkühlen lassen. Die Haut abziehen und die Rote Bete würfeln.

Das Fleisch mit Olivenöl einreiben, in eine ofenfeste Form legen und zwölf Minuten backen. Fünf Minuten ruhen lassen und in mundgerechte Stücke schneiden. Alle Zutaten in eine Schüssel geben, mit Salz abschmecken und sofort servieren.

Steak mit Guasaca-Sauce

Für 2 Portionen

1 kleine, reife Avocado
8 EL frischer Koriander, gehackt
2 EL Zwiebelwürfel
1 kleine Knoblauchzehe, fein gehackt
1 EL Reisweinessig
1 bis 2 EL frischer Limettensaft

1 bis 2 TL Jalapeño
250 ml Wasser
125 ml Kokosmilch
Meersalz zum Abschmecken
350 g Steak
1 TL Olivenöl, extra vergine
1 TL schwarzer Pfeffer, gemahlen

Den Grill vorheizen. Avocado, Koriander, Zwiebelwürfel, Knoblauch, Essig, Limettensaft und die Jalapeño in den Mixer geben und zerkleinern. Langsam Wasser und Kokosmilch hinzugießen, bis eine flüssige Sauce entsteht. Abschmecken.

Die Steaks mit Olivenöl, Salz und Pfeffer einreiben und von jeder Seite vier Minuten grillen.

Gebackenes Cajun-Schnitzel

Für 2 Portionen
2 Schweineschnitzel aus dem Kotelettstück, je 180 g
1 EL Cajungewürz

Den Backofen auf 175 °C vorheizen. Die Schnitzel mit Cajungewürz einreiben, auf ein Backblech legen und 30 Minuten backen. Das Fleischthermometer sollte im dicksten Stück 65 °C anzeigen.

Steaksalat mit Mandarinen und Mandeln

125 g mageres Steak
1 EL Chilipulver
1 TL Olivenöl, extra vergine
2 Limetten, entsaftet, geschält und in Schnitzen
½ Beutel gemischter Blattsalat
60 ml Orangensaft
1 TL Olivenöl, extra vergine
2 EL Balsamicoessig
Meersalz und frisch gemahlener schwarzer Pfeffer
zum Abschmecken
2 Mandarinen, in Stückchen
20 g Mandelblättchen

Das Steak von beiden Seiten mit Chilipulver, Olivenöl und Limettensaft einreiben. Auf mittlerer Stufe in einer Grillpfanne vier Minuten pro Seite grillen. In Scheiben schneiden. Den Salat auf einem Teller anrichten und die Steakscheiben darauf setzen. Orangensaft, Olivenöl, Essig, Salz und Pfeffer in einer Schüssel zu einer Vinaigrette verrühren und über den Steaksalat gießen. Mit Mandarinenstücken und Mandelblättchen garnieren.

Burger und Süßkartoffelfritten

Für 4 Portionen

Süßkartoffelfritten:
2 Süßkartoffeln, geschält und längs geviertelt
1 EL Olivenöl
1 TL Meersalz

Den Backofen auf 165 °C vorheizen. Die Süßkartoffeln schälen und in 0,5 Zentimeter dicke Streifen schneiden; danach in einer Schüssel in Olivenöl und Salz wenden. Ein Backblech mit Alufolie auslegen und die Streifen in einer Lage darauf ausbreiten. In etwa 30 Minuten knusprig backen, dabei nach der Hälfte der Zeit einmal wenden.

Burger:
450 g mageres Hackfleisch (Weiderind oder Pute)
½ TL Meersalz
¼ TL Paprikapulver
½ TL Knoblauchpulver
1 TL Petersilie, getrocknet

Das Fleisch mit den Gewürzen verkneten und in vier Portionen aufteilen. Vier zentimeterdicke Burger formen und in einer Grillpfanne auf mittlerer Stufe drei Minuten pro Seite garen.

Gegrillter Alaska-Wildlachs mit Spinat-Salat

Für 2 Portionen
450 g Wildlachsfilet, ohne Haut
2 TL Olivenöl, extra vergine
⅛ TL Meersalz
⅛ TL schwarzer Pfeffer, gemahlen
4 Handvoll Spinatblätter
1 Zitrone, halbiert

Eine große Pfanne auf mittlerer Stufe erhitzen. Den Lachs von beiden Seiten mit Olivenöl einpinseln. Mit Salz und Pfeffer würzen und auf mittlerer Stufe von jeder Seite etwa vier Minuten braten. Die Spinatblätter auf zwei Teller verteilen. Je eine halbe Zitrone darüber ausdrücken und den gekochten Lachs mit dem Saft aus der Pfanne gleichmäßig auf beide Teller verteilen.

Kalbskarree mit Brokkoliblättern

Für 2 Portionen
2 Kalbskarrees, je 180 g
1 EL Dijonsenf
1 Bund Brokkoliblätter
1 EL Butter

Den Grill im Backofen vorheizen. Die Kalbskarrees beidseitig mit Senf bestreichen und auf dem Grillrost von jeder Seite sechs bis acht Minuten garen (je nach gewünschter Garstufe). Von einem

Bund Brokkoliblätter die Stiele abschneiden. In einem Topf einen Esslöffel Butter auf mittlerer Stufe zerlassen. Die Brokkoliblätter hineingeben, Deckel aufsetzen und etwa drei Minuten bissfest dünsten. Zum Karree servieren.

Herzhaft gefüllte Süßkartoffeln

Für 2 Portionen
2 Süßkartoffeln
1 EL Olivenöl, extra vergine
½ Zwiebel, gewürfelt
250 g Hackfleisch
2 Handvoll Spinatblätter, gehackt
2 Scheiben Putenkochschinken, gehackt
2 Knoblauchzehen, geschält

Die Süßkartoffeln anstechen und bei 175 °C eine Stunde backen. Aus dem Ofen nehmen, den Ofen aber nicht abschalten. Kurz abkühlen lassen, halbieren, das Fruchtfleisch vorsichtig herauslöffeln und die Schale aufheben. Während die Kartoffeln backen, das Olivenöl in einer großen Pfanne erhitzen, die Zwiebeln hinzugeben und in fünf Minuten glasig braten. Knoblauch und Hackfleisch hinzufügen und anbräunen. Den Spinat zum Fleisch geben und mitgaren, bis er zusammenfällt. Das Hackfleisch mit dem Süßkartoffelfleisch vermengen und die ausgehöhlten Schalen damit füllen. Mit Schinkenstückchen bestreuen, erneut in den Ofen geben und zehn bis 15 Minuten überbacken, bis die Kartoffelschalen knusprig sind.

Lamm mit griechischem Salat

Für 2 Portionen

125 ml Biorinderbrühe

1 EL Dijonsenf

2 EL frischer Zitronensaft

1 Knoblauchzehe, geschält

250 g Lammsteak oder -kotelett (ohne Knochen)

1 EL Olivenöl

1 EL Wasser

¼ TL Meersalz

⅛ TL schwarzer Pfeffer, gemahlen

1 EL Frühlingszwiebeln, in feinen Ringen

1 kleine Tomate, gewürfelt

½ Salatgurke, gewürfelt

5 schwarze Oliven, entsteint, gehackt

1 kleiner Kopf Salat, gehackt

Die Brühe in einem tiefen Teller mit Senf, einem Esslöffel Zitronensaft und Knoblauch verrühren. Das Lammfleisch hineingeben und zugedeckt vier Stunden im Kühlschrank marinieren, dabei einmal wenden. Den Grill vorheizen und auf hoher Stufe vier Minuten pro Seite grillen. Das Öl in einer kleinen Schüssel mit einem Esslöffel Zitronensaft, Salz, Pfeffer und Wasser verrühren. Frühlingszwiebeln, Gurke und Oliven hinzugeben, gründlich mischen und über den Blattsalat geben. Erneut mischen. Das gegrillte Lammfleisch darauf anrichten.

Lachsburger

Für 2 Portionen
1 Dose Alaska-Wildlachs (360 g), abgetropft
2 TL Dijonsenf
1 großes Ei
½ Zwiebel, gehackt
1 EL Mandelmehl
Saft von ½ Zitrone
2 EL Petersilie, gehackt
1 EL Kokosöl

Den Lachs in einer Schüssel mit Senf, Ei, Zwiebelwürfeln, Mandelmehl, Zitrone und Petersilie vermengen. Vier flache Burger formen. Das Kokosöl in einer Pfanne auf mittlerer Stufe erhitzen. Die Burger von jeder Seite vier Minuten garen (oder bei 175 °C 15 Minuten im vorgeheizten Ofen backen).

Chilimuscheln mit Brunnenkresse

Für 2 Portionen
3 EL frischer Zitronensaft
2 TL Chilipulver
½ TL Zitronenschale, gerieben
½ TL gemahlener Kreuzkümmel
½ TL Meersalz
¼ TL Cayennepfeffer, gemahlen
350 g Jakobsmuscheln
2 EL Olivenöl
4 Knoblauchzehen, geschält
2 Bunde Brunnenkresse
1 TL Meersalz
60 ml Hühnerbrühe

Zitronensaft, Chilipulver, Zitronenschale, Kreuzkümmel, einen halben Teelöffel Salz und Cayennepfeffer verrühren. Die Muscheln darin wenden und 15 Minuten marinieren lassen. Einen Esslöffel Olivenöl in einer großen Pfanne auf kleiner bis mittlerer Stufe erhitzen. Die Muscheln in die Pfanne geben und unter mehrmaligem Wenden von allen Seiten goldbraun braten (etwa zwei Minuten pro Seite). Sie sollen in der Mitte gerade eben undurchsichtig weiß sein. Aus der Pfanne nehmen und beiseitestellen.

In derselben Pfanne den zweiten Esslöffel Olivenöl erhitzen. Knoblauch hinzufügen und 30 Sekunden mitbraten. Die Brunnenkresse mit dem Salz hinzufügen und unter ständigem Wenden mitgaren, bis sie zusammenfällt. Hühnerbrühe und Muscheln hinzugeben, Deckel aufsetzen und noch eine Minute garen. Sofort servieren.

Tilapia-Zitrus-Salat

Für 2 Portionen
2 Tilapiafilets, je 180 g
½ TL Meersalz
½ TL schwarzer Pfeffer, gemahlen
125 ml frisch gepresster Orangensaft
2 TL Knoblauchpulver
2 EL Olivenöl, extra vergine
2 Stangen Staudensellerie, gewürfelt
2 mittelgroße Karotten, gehackt
4 Handvoll gemischter Salat
2 Clementinen, geschält und in Schnitzen
60 g Mandeln

Den Grill vorheizen. Den Fisch von beiden Seiten mit einem Teelöffel Olivenöl bepinseln und mit Salz und Pfeffer würzen. In eine flache ofenfeste Form legen, mit einem Esslöffel Orangensaft beträufeln. Knoblauchpulver darüberstreuen und vier bis fünf Minuten grillen. Sellerie, Karotten, Salat, Clementinen und Mandeln in einer Salatschüssel vermengen. Das restliche Olivenöl und den Orangensaft darübergeben und gründlich mischen. Den Salat auf zwei Tellern arrangieren und den Fisch darauf anrichten.

Krabbenpuffer mit Aïoli

Für 2 Portionen

Krabbenpuffer
180 g Krabbenfleisch, ohne Schalen, gehackt
4 EL Selleriestange, fein gewürfelt
4 EL Zwiebelwürfel
1 großes Ei, durchgeschlagen
2 EL Dijonsenf
½ TL Gewürzmischung für Meeresfrüchte
2 EL Kokosmilch
2 EL Kokosmehl
2 EL Kokosöl
1 EL Petersilie, gehackt
½ TL Meersalz
½ TL schwarzer Pfeffer, gemahlen

Alle Zutaten bis auf das Öl in einer Schüssel vermengen. Flache Küchlein formen und in Kokosöl ausbraten, vier Minuten von jeder Seite. Dazu gibt es einen Tupfer Aïoli.

Paleo-Aïoli
2 Eigelb
2 TL frischer Zitronensaft
2 Knoblauchzehen, geschält und gehackt
¼ TL gemahlener Senf
125 ml Olivenöl
1 TL Weißweinessig

Eigelbe, Zitronensaft, Knoblauch und Senfpulver in einer Schüssel gut verrühren. Olivenöl und Essig hinzufügen und weiterrühren, bis eine dickliche Konsistenz entstanden ist. Luftdicht verschlossen im Kühlschrank maximal fünf Tage haltbar.

Buffalo Chicken Salad

Für 4 Portionen
450 g Hähnchenschnitzel, in 12 Teile geschnitten
125 ml Chilisauce (ohne Zucker und Konservierungsstoffe)
8 Handvoll Spinat
1 große Salatgurke, gehackt
400 g Kirschtomaten, gemischt, halbiert
2 Karotten, gehackt
1 EL Olivenöl
1 EL Balsamicoessig

Den Backofen auf 175 °C vorheizen. Ein Backblech mit Backpapier auslegen. Die Hähnchenschnitzel von allen Seiten mit Chilisauce bepinseln, auf das Backblech legen und 25 Minuten backen. Spinat, Gurke, Tomaten und Karotten in eine Salatschüssel geben, das gebackene Huhn darauflegen und alles mit Olivenöl und Balsamico beträufeln.

Abendessen

Gebackener Brokkoli

2 Köpfe Biobrokkoli, in großen Röschen
5 EL Olivenöl
1½ TL Meersalz
½ TL schwarzer Pfeffer, frisch gemahlen
4 Knoblauchzehen, geschält und gewürfelt
1 Zitrone

Den Backofen auf 220 °C vorheizen. Die Brokkoliröschen waschen und gründlich trocken tupfen (sonst werden sie beim Backen eher matschig als bissfest). Den Brokkoli in Olivenöl wenden, mit Salz, Pfeffer und Knoblauch würzen und auf einem Backblech ausbreiten. 20 bis 25 Minuten backen, bis er bissfest und leicht angebräunt ist. Aus dem Backofen nehmen. Die Zitronenschale über den Brokkoli reiben, dann die Zitrone halbieren, entkernen und den Saft über dem Brokkoli ausdrücken. Sofort servieren.

Brathuhn mit grünen Bohnen

Für 4 bis 6 Portionen

Brathuhn
1 Poularde (etwa 2 kg)
2 EL Butterschmalz oder Ghee
1 EL Knoblauchpulver
1 EL Zwiebelpulver
1 EL Salbei, getrocknet
Meersalz und gemahlener schwarzer Pfeffer zum Würzen
2 Zweige Thymian

Den Ofen auf 190 °C vorheizen. Das Huhn waschen und mit Küchenkrepp trocken tupfen. Mit der Brust nach oben auf ein Backblech legen. Von innen und außen mit zerlassenem Butterschmalz einreiben, dann mit den Gewürzen bestreuen und mit Thymian füllen. Etwa 75 Minuten backen. Aus dem Ofen nehmen und vor dem Anschneiden zehn bis 15 Minuten ruhen lassen.

Grüne Bohnen
225 g grüne Bohnen
1 EL Butterschmalz oder Ghee

Grüne Bohnen in einen Topf mit kochendem Wasser geben und in drei Minuten kochen, bis sie leuchtend grün sind. Durch ein Sieb abgießen und anschließend 30 Sekunden in eine Schüssel mit Eiswasser halten, um den Garprozess zu beenden und das Grün zu erhalten. Kurz vor dem Essen mit etwas Butter unter Rühren erneut erhitzen.

Hühnerrouladen mit Brokkoliblättern und Tomaten

Für 4 Portionen
1 EL Olivenöl, extra vergine
4 Knoblauchzehen, gehackt
1 Zwiebel, gewürfelt
1 Bund Brokkoliblätter, ohne Stiele
450 g Hähnchenschnitzel, flach geklopft
2 Handvoll sonnengetrocknete Tomaten
250 ml Biohühnerbrühe
300 g frische Tomaten, gewürfelt

Das Olivenöl in einem großen Topf erhitzen. Knoblauch, Zwiebeln und Brokkoliblätter hinzufügen und die Blätter bissfest garen. Vom Herd nehmen und beiseitestellen.

Den Ofen auf 175 °C vorheizen. Die Hähnchenschnitzel auf einer Arbeitsfläche ausbreiten. Auf jedes Stück Fleisch zwei bis drei Brokkoliblätter, Zwiebeln und Knoblauch setzen. Zum Schluss mit sonnengetrockneten Tomaten belegen. Die Brüste einzeln aufrollen und mit dem Rand nach unten in eine Auflaufform legen. Die Hühnerbrühe dazugießen. Die Tomatenwürfel und das restliche Kochwasser vom Brokkoli darübergießen und 20 Minuten backen.

Pestohuhn mit gebackenem Brokkoli

Für 2 Portionen
2 Hähnchenbrüste, je 180 g
1 TL Olivenöl
Basilikum-Pesto (siehe Seite 244)

Die Hähnchenbrüste mit Olivenöl einreiben und in eine Auflaufform legen. 25 Minuten bei 175 °C backen. Auf zwei Tellern anrichten und jeweils einen Esslöffel Pesto daraufsetzen. Als Beilage
gibt es gebackenen Brokkoli.

Bruschetta-Huhn mit Kürbis und Spargel

Für 4 Portionen

Bruschetta-Huhn
450 g Hähnchenschnitzel ohne Haut und Knochen
1 EL und 1 TL Olivenöl
4 Tomaten, gewürfelt
½ rote Zwiebel, gewürfelt
12 Blätter Basilikum
1 Knoblauchzehe, zerdrückt
Meersalz und frisch gemahlener schwarzer Pfeffer zum Würzen

Den Backofen auf 175 °C vorheizen. Das Huhn mit einem Esslöffel
Olivenöl bepinseln. In eine Auflaufform legen und 15 bis 20 Minuten backen; das Innere soll weiß sein und der Fleischsaft klar.

Alle Zutaten für die Bruschetta in einer Schüssel mit dem restlichen Teelöffel Olivenöl verrühren, über das gegarte Huhn träufeln und sofort servieren.

Gebackener Kürbis

2 mittelgroße Acorn-Kürbisse, halbiert und entkernt
1 TL Olivenöl
2 TL gemahlener Zimt

Den Backofen auf 200 °C vorheizen. Die Kürbishälften mit der Schnittfläche nach oben auf ein Backblech legen. Mit Olivenöl bepinseln und mit Zimt bestreuen. Etwa 30 Minuten backen und sofort servieren.

Gebratener Spargel

1 Bund grüner Spargel
1 TL Butter
1 TL Olivenöl

Den Spargel gründlich waschen, abtrocknen und die holzigen Enden abschneiden. Olivenöl und Butter auf mittlerer Stufe in einer großen Pfanne erhitzen. Sobald die Butter geschmolzen ist, den Spargel hinzufügen und den Deckel aufsetzen. Nach zwei Minuten wenden und in weiterer zwei bis drei Minuten bissfest garen. Der Spargel sollte jetzt leuchtend grün sein.

Huhn in Pekanpanade mit Spargel und Kürbissuppe

Für 4 Portionen

Kürbissuppe
1,3 kg Butternutkürbis
1,5 l salzreduzierte Bio-Hühnerbrühe
1 mittelgroße Pastinake, geschält und in 1 cm dicken Scheiben
1 mittelgroßer Apfel (Granny Smith), geschält, halbiert, entkernt und gehackt
60 ml Kokosmilch, ungesüßt
½ TL Meersalz
2 EL Schnittlauch, gehackt

Den Backofen auf 175 °C vorheizen. Den Kürbis halbieren und mit der Schnittfläche nach unten auf ein Backblech setzen. 45 bis 60 Minuten backen, bis das Fruchtfleisch beim Einstechen weich ist. Aus dem Ofen nehmen und etwas abkühlen lassen, dann das Fruchtfleisch mit einem Löffel herauslösen und mit einem Liter Hühnerbrühe im Mixer pürieren. Die Suppe in einen Topf umfüllen, den weiteren halben Liter Hühnerbrühe, die Pastinaken und die Apfelstücke hinzugeben und aufkochen. Die Hitze herunterschalten und Gemüse und Äpfel auf kleiner Stufe weich kochen. Kokosmilch und Salz zugeben und vom Herd nehmen. In Teller füllen und mit Schnittlauch bestreuen. Am Folgetag schmeckt die Suppe noch besser. Im Glasbehälter eingefroren ist sie maximal vier Monate haltbar. (Es bleibt eine ganze Menge übrig.)

Für 4 Portionen

Huhn in Pekanpanade
1 großes Ei
2 TL Mandelmilch
225 g Pekannüsse, gehackt
½ TL schwarzer Pfeffer, gemahlen
1 EL Petersilie, gehackt
4 Hähnchenbrüste, je 180 g
2 TL Olivenöl, extra vergine

Den Backofen auf 175 °C vorheizen. Das Ei in einem tiefen Teller mit der Mandelmilch verrühren. In einem zweiten Teller die Pekannüse mit Pfeffer und Petersilie mischen. Die Hähnchenbrüste erst in die Eimasse tauchen, dann die Pekan-Panade von beiden Seiten andrücken. Eine flache Auflaufform mit Olivenöl fetten und die Hähnchenbrüste 20 Minuten backen, bis sie vollständig gar sind.

Gebratener Spargel
(siehe Rezept auf Seite 283)

Gemüsepfanne mit Huhn

Für 4 Portionen
1 EL Kokosöl
450 g Hähnchenschnitzel, in Stücken
½ Zwiebel, gehackt
1 Knoblauchzehe, geschält und gehackt
1 rote Paprika, entkernt und in Streifen
1 grüne Paprika, entkernt und in Streifen
2 Handvoll Erbsenschoten, geputzt
240 g Wasserkastanien, in Scheiben, gewaschen und abgetropft
60 ml Rotwein

Das Kokosöl in einer Pfanne oder einem Wok stark erhitzen. Das Hühnerfleisch hineingeben und unter Rühren anbraten, bis es fast gar ist. Herausnehmen und beiseitestellen. Zwiebeln und Knoblauch anbraten, bis die Zwiebeln glasig werden. Das Gemüse hinzufügen und anbraten. Das Huhn mit dem Wein in die Pfanne geben und auf kleiner Stufe fünf Minuten garen, bis die Sauce zu reduzieren beginnt.

Spaghettikürbis mit Salsiccia-Sauce und Brokkoli

Für 4 Portionen

Spaghettikürbis
1 großer Spaghettikürbis, längs halbiert und entkernt

Den Backofen auf 190 °C vorheizen. In eine Fettpfanne einen halben Liter Wasser gießen. Den Kürbis mit der Schnittfläche nach unten ins Wasser legen und etwa 30 Minuten backen, bis sich eine Gabel leicht hineinstechen lässt. Aus dem Ofen nehmen und etwas abkühlen lassen, dann das Fruchtfleisch mit einer Gabel herauslösen. Die Stränge ähneln Spaghetti. Auf einer Servierplatte anrichten und die Sauce darübergeben.

Italienische Salsiccia-Sauce
1 EL Olivenöl
4 Knoblauchzehen, grob gehackt
1 kleine Zwiebel, gehackt
450 g Geflügelbratwurst mit Kräutern, in Scheiben
300 g zerdrückte Tomaten, frisch oder aus der Dose

Das Olivenöl auf mittlerer Stufe in einer Pfanne erhitzen. Knoblauch, Zwiebeln und Bratwurststücke hinzugeben und anbraten, bis die Zwiebeln glasig und der Knoblauch und die Wurst leicht gebräunt sind. Die Tomaten hinzugeben, mit italienischen Kräutern abschmecken und zehn Minuten köcheln lassen, dabei gelegentlich umrühren.

Gedämpfter Brokkoli

Einen Kopf Brokkoli mundgerecht in Röschen teilen. Einen Dampfkochtopf oder einen Zweilitertopf fingerbreit mit Wasser füllen. Die Röschen drei bis fünf Minuten bissfest dämpfen.

Putenchili mit Spinat

Für 4 Portionen

Putenchili
1 TL Olivenöl
½ Zwiebel, gewürfelt
1 Knoblauchzehe, geschält und gehackt
450 g Putenhackfleisch
300 g frische Tomaten, gewürfelt
½ TL Meersalz
1 TL schwarzer Pfeffer, gemahlen
1 TL Knoblauchpulver
½ TL Chilipulver

Die Zwiebeln und den Knoblauch in einer großen Pfanne in Olivenöl anbraten. Das Putenfleisch hinzugeben und unter Rühren anbräunen. Tomaten und Gewürze hinzugeben und weiter kochen, bis das Fleisch vollständig gar ist.

Gedämpfter Spinat

300 g Spinat, geputzt
1 EL frischer Zitronensaft
Zitronenscheiben zum Garnieren
1 EL Olivenöl
1 Prise Meersalz

Einen mittelgroßen Topf fünf Zentimeter hoch mit Wasser füllen und den Dämpfeinsatz einhängen. Zum Kochen bringen. Den Spinat hineingeben, herunterschalten, Deckel aufsetzen und eine bis zwei Minuten dämpfen, bis der Spinat zusammenfällt. Den Spinat in eine Schüssel umfüllen, mit Öl, Zitronensaft und Salz mischen, mit Zitronenscheiben garnieren und sofort servieren.

Putenfleischbällchen mit Spaghettikürbis und Brokkoli

Für 4 Portionen

Putenfleischbällchen
450 g Putenhackfleisch
2 EL Petersilie, gehackt
1 TL Zwiebelpulver
1 Knoblauchzehe, zerdrückt
1 EL Traubenkernöl
1 Liter Biotomatensauce

Putenfleisch, Petersilie, Zwiebelpulver und Knoblauch in einer Schüssel gründlich vermengen und kleine Fleischbällchen formen (zwei bis drei Zentimeter Durchmesser). Das Öl in einer großen Pfanne erhitzen und die Fleischbällchen bei mittlerer Hitze rundum anbraten. Tomatensauce hinzugeben, auf kleine Stufe schalten und 30 Minuten kochen lassen.

Spaghettikürbis
(siehe Rezept auf Seite 287)

Gedämpfter Brokkoli
(siehe Rezept auf Seite 288)

Putentaco im Salatwrap mit Kürbissuppe

Für 4 Portionen

Putentaco im Salatwrap
1 EL Kokosöl
450 g Putenhackfleisch
1 Päckchen Bio-Tacogewürz
8 Blätter Kopfsalat
250 ml Guacamole
125 ml Salsa

Das Öl in einer großen Pfanne auf mittlerer Stufe erhitzen. Das Hackfleisch unter häufigem Wenden anbräunen, Tacogewürz hinzufügen und gut umrühren. Vom Herd nehmen und beiseitestellen. Die Salatblätter gut waschen und trocken tupfen.

Auf jedes Salatblatt Putenfleisch, Guacamole und Salsa setzen, zum Wrap aufrollen und servieren.

Kürbissuppe
(siehe Rezept auf Seite 284)

Putenlasagne mit Gemüse

Für 6 Portionen
3 große Auberginen, in zentimeterdicken Scheiben
3 große Zucchini, in zentimeterdicken Scheiben
1½ TL Meersalz
1 EL Olivenöl
1 kleine Zwiebel, fein gehackt
2 Knoblauchzehen, geschält
700 g Putenhackfleisch
3 große Tomaten, frisch gehackt
1 EL Basilikum, getrocknet
1 TL Oregano, getrocknet
1 Prise schwarzer Pfeffer, gemahlen

Die Auberginenscheiben und die Zucchinischeiben in einer großen Pfanne im Salz wenden. Küchenkrepp auf der Arbeitsplatte auslegen und die Scheiben eine Stunde darauf ziehen lassen. Überschüssiges Wasser abwischen. Das Olivenöl in der Pfanne erhitzen und die Zwiebeln auf mittlerer Stufe glasig werden lassen. Den Knoblauch eine Minute mitbraten, das Hackfleisch hinzufügen und anbräunen. Tomaten, Basilikum, Oregano und Pfeffer hinzufügen und unter gelegentlichem Umrühren etwa 25 Minuten köcheln lassen, bis die Tomaten zerfallen und die Sauce andickt. Vom Herd nehmen.

Den Backofen auf 175 °C vorheizen und den Grillrost in die Mitte schieben. Die Gemüsescheiben mit Küchenkrepp abtupfen. Den Boden einer Auflaufform mit einem Drittel der Auberginenstreifen wie mit Lasagneblättern auslegen. Quer dazu eine Lage

Zucchinistreifen auflegen. Ein Drittel der Hackfleischsauce darauf verteilen. Zweimal wiederholen; die oberste Schicht ist Sauce.

In den Ofen schieben und 30 bis 45 Minuten backen. Vor dem Essen zehn Minuten bei Zimmertemperatur ruhen lassen. In sechs Stücke teilen.

Gegrillter Wildlachs mit Pesto

Für 2 Portionen
2 Lachsfilets, je 180 g
1 TL Olivenöl
4 Handvoll Spinatblätter
2 TL geklärte Butter
Basilikum-Pesto (siehe Seite 244)

Den Backofen auf 175 °C vorheizen. Den Lachs von beiden Seiten mit Olivenöl einpinseln. Mit der Haut nach unten in eine Auflaufform setzen und sechs bis acht Minuten backen, bis die Mitte undurchsichtig weiß ist.

Die Butter in einem Topf auf mittlerer Stufe zerlassen. Spinat hinzufügen und zugedeckt ein bis zwei Minuten dünsten. Vom Herd nehmen, auf zwei Teller verteilen und den Lachs daraufsetzen.

Wildlachs mit Süßkartoffelkruste

Für 2 Portionen
1 TL Kokosöl
2 Alaska-Wildlachsfilets, je 180 g
1 großes Ei, verquirlt
1 große Süßkartoffel, geraspelt

Den Backofengrill vorheizen. Eine Auflaufform mit Kokosöl fetten. Den Lachs mit Ei bestreichen, in die Form legen, mit geraspelter Süßkartoffel belegen und auf mittlerer bis hoher Stufe sechs bis zehn Minuten backen, bis der Lachs in der Mitte undurchsichtig weiß ist (zum Prüfen mit dem Messer anstechen) und die Süßkartoffeln goldbraun sind. Den Lachs nicht zu lange garen.

Steak mit Spargel und Süßkartoffel

1 Süßkartoffel, gewürfelt
1 Zwiebel, gehackt
1 EL und 1 TL Olivenöl
2 TL Meersalz
8 Stangen Spargel, geputzt
1 Steak (180 g)
1 TL Traubenkernöl
1 TL schwarzer Pfeffer, gemahlen

Den Backofen auf 200 °C vorheizen. Die Süßkartoffeln und die Zwiebeln in einem Esslöffel Olivenöl und Meersalz in einer Auflaufform wenden, in der das Gemüse sich in einer Lage ausbreiten lässt (alternativ auf einem Backblech). 45 Minuten backen, dabei nach 25 Minuten einmal wenden. Aus dem Ofen nehmen und abdecken.

Während der Backzeit den Spargel mit einem Teelöffel Olivenöl beträufeln, salzen und ebenfalls in einer Lage in eine Form legen. Zwölf Minuten backen und sofort servieren.

Während der Spargel im Ofen ist, eine Pfanne auf mittlerer bis hoher Stufe erhitzen. Das Steak von beiden Seiten mit Öl, Salz und Pfeffer einreiben und von jeder Seite etwa vier Minuten (bis zur gewünschten Garstufe) scharf anbraten.

Steak-Streifen mit Paprika und Zwiebeln

Für 4 Portionen
2 EL Olivenöl
450 g Steak, in Streifen geschnitten, vom Weiderind
1 Zwiebel, in feinen Ringen
4 bunte Paprika (gelb, orange, grün, rot), entkernt und in dünnen Streifen
½ TL Knoblauchsalz
½ TL schwarzer Pfeffer, gemahlen

Das Öl in einer großen Pfanne auf mittlerer bis hoher Stufe erhitzen. Fleisch und Zwiebeln hinzufügen und braten, bis die Zwiebeln glasig werden. Paprikastreifen unterheben und fünf Minuten mitgaren. Nach Geschmack mit Knoblauchsalz und Pfeffer würzen.

Minifrikadellen mit Spaghettikürbis

Für 4 Portionen

Tomatensauce
1 EL Olivenöl
3 Knoblauchzehen, geschält
450 g Pflaumentomaten, frisch oder aus der Dose, gehäutet
und geviertelt
½ TL Petersilie, gehackt
½ TL Oregano, getrocknet
1 TL Basilikum, gehackt
¼ TL Meersalz
¼ TL schwarzer Pfeffer, gemahlen

Den Knoblauch in einer großen Pfanne bei kleiner bis mittlerer Hitze in Olivenöl leicht anbräunen. Tomaten, Kräuter und Gewürze hinzufügen und unter gelegentlichem Umrühren 20 bis 30 Minuten kochen lassen. (Während der Kochzeit die Frikadellen zubereiten.)

Spaghettikürbis
(siehe Rezept auf Seite 287)

Frikadellen
450 g Rinder- oder Putenhackfleisch
1 Zwiebel, gerieben
1 großes Ei
1 EL Petersilie, gehackt

1 TL Oregano, getrocknet
2 Knoblauchzehen, zerdrückt
¼ TL Meersalz
¼ TL schwarzer Pfeffer, gemahlen
4 EL Basilikum, gehackt
1 EL Traubenkernöl

Alle Zutaten bis auf das Öl in einer Schüssel gut verkneten. Mini-frikadellen mit einem Durchmesser von zwei bis drei Zentimetern formen. Das Öl in einer Pfanne auf kleiner bis mittlerer Stufe er-hitzen und die Frikadellen rundherum gut anbräunen. Danach in die Pfanne mit der Tomatensauce setzen und dort noch 30 Minu-ten auf kleiner Stufe mitgaren. Zum Schluss die Kürbisspaghetti in eine Schüssel füllen und die Sauce mit den Minifrikadellen darübergeben.

Steak Chimichurri und Süßkartoffelspieße

Für 4 Portionen

Süßkartoffelspieße
2 Süßkartoffeln, gewaschen und fingerdick gewürfelt
1 EL Olivenöl
Meersalz und frisch gemahlener schwarzer Pfeffer zum Würzen
**3 Holz- oder Metallspieße (Holzspieße vor dem Verwenden
eine Viertelstunde in Wasser einweichen)**

Den Backofen auf 200 °C vorheizen. Süßkartoffelwürfel, Olivenöl, Salz und Pfeffer vermengen. Die Kartoffelwürfel auf Spieße stecken und die Spieße auf dem Backblech etwa 30 Minuten backen.

Steak
450 g Steak, in 4 gleich großen Stücken
1 EL Olivenöl
2 Knoblauchzehen, zerdrückt
Meersalz und frisch gemahlener schwarzer Pfeffer zum Würzen
400 g Kirschtomaten, halbiert
1 EL Balsamicoessig

Den Grill oder eine Grillpfanne auf mittlerer bis hoher Stufe erhitzen. Das Steak waschen und trocken tupfen. Großzügig mit Olivenöl einreiben, dann mit Knoblauch, Salz und Pfeffer würzen. Von jeder Seite vier Minuten grillen. Die Tomaten in Balsamicoessig wenden und zu dem Steak und den Süßkartoffelspießen reichen.

Chimichurri-Sauce

2 Handvoll frische Petersilie
2 Handvoll frischer Koriander
2 EL Oreganoblätter
½ EL Knoblauch, zerdrückt
2 EL Zwiebelwürfel
125 ml Olivenöl
1 TL frischer Limettensaft
2 EL Weißweinessig
1 TL Meersalz

Kräuter, Knoblauch und Zwiebel in der Küchenmaschine fein zerkleinern. In eine Schüssel umfüllen. Olivenöl, Limettensaft, Essig und Meersalz hinzufügen und verrühren. Über das gegrillte Steak träufeln. Saucenreste halten sich im Kühlschrank eine Woche.

Filet Mignon mit Brokkoliblättern

Für 2 Portionen
2 Filets Mignon (je 240 g)
1 EL und 2 TL Olivenöl
3 Knoblauchzehen, zerdrückt
½ TL Meersalz
½ TL schwarzer Pfeffer, gemahlen
1 Bund Brokkoliblätter, ohne Stiele

Eine große Pfanne auf mittlerer bis hoher Stufe erhitzen. Die Steaks großzügig mit einem Esslöffel Olivenöl und Knoblauch einreiben. Salzen, pfeffern und vier Minuten pro Seite (oder bis zur gewünschten Garstufe) grillen. Vom Herd nehmen und beiseitestellen.

Die restlichen zwei Teelöffel Öl in dieselbe Pfanne geben und die Brokkoliblätter darin unter häufigem Wenden etwa fünf Minuten anschwitzen, bis sie leuchtend grün und bissfest sind.

Zucchinipasta mit Sauce bolognese

Für 6 Portionen
1 EL Olivenöl
1 Möhre, fein geraspelt
1 Stange Sellerie, fein geraspelt
1 kleine Zwiebel, fein geraspelt
2 Knoblauchzehen, geschält
450 g Hackfleisch, halb Schwein, halb Rind

1 große Dose pürierte Tomaten
½ TL Meersalz
1 Bund frisches Basilikum
2 große Zucchini, geschält, Enden abgeschnitten

Das Öl in einer großen Pfanne auf mittlerer Stufe erhitzen. Karotten-, Sellerie- und Zwiebelraspel hinzufügen und unter gelegentlichem Rühren anschwitzen, bis die Zwiebeln glasig sind und die gesamte Flüssigkeit verdampft ist. Den Knoblauch eine Minute mitbraten. Das Fleisch hinzufügen und anbräunen. Tomatensauce, Salz und Basilikum hinzufügen. Abdecken und auf kleiner Stufe 30 Minuten leicht köcheln lassen.

Die Zucchini in einen Spiralschneider setzen und die feinste Stufe einstellen. Alternativ mit einem Messer längs in sehr dünne Scheiben schneiden. (Achtung, sobald die Zucchinistreifen mit der Sauce in Kontakt kommen, setzen sie Wasser frei. Am besten in ein Sieb geben, einen Viertelteelöffel Salz hinzufügen, wenden und zehn bis 15 Minuten abtropfen lassen; dann mit beiden Händen gut ausdrücken.) Die Fleischsauce über die Zucchini geben.

Gefüllte Paprika

Für 4 Portionen

4 rote Paprika, halbiert und entkernt

2 EL Olivenöl

2 Fleischtomaten, gewürfelt

1 mittelgroße Zwiebel, gehackt

2 Knoblauchzehen, geschält

450 g Hackfleisch vom Weiderind (Bio)

125 ml Biohühnerbrühe

1 Packung Spinatblätter

½ TL Chilipulver

½ TL Meersalz

¼ TL schwarzer Pfeffer, gemahlen

Den Backofen auf 190 °C vorheizen. Einen großen Topf Wasser zum Kochen bringen und die Paprika darin in etwa vier Minuten bissfest kochen. Gründlich abtropfen lassen.

Für die Füllung das Olivenöl in einer großen Pfanne auf mittlerer Stufe erhitzen. Zwiebel, Knoblauch und Hackfleisch hinzufügen und das Fleisch anbräunen. Hühnerbrühe, Tomaten, Chilipulver, Salz und Pfeffer hinzufügen und einmal leicht aufkochen lassen. Auf kleinster Stufe zehn Minuten ziehen lassen, dabei gelegentlich umrühren, damit die Aromen sich verbinden können.

Die Füllung gleichmäßig auf die Paprikahälften aufteilen und die Paprika nebeneinander in eine Auflaufform oder auf ein Backblech setzen. Mit Alufolie abdecken und 20 bis 25 Minuten backen.

Tilapia mit Mandelkruste und Süßkartoffelbrei

Für 2 Portionen
1 großes Ei
2 TL Mandelmilch
120 g Mandelmehl
1 Prise Meersalz
1 Prise schwarzer Pfeffer, gemahlen
½ TL Zwiebelpulver
½ TL Knoblauchpulver
1 EL Petersilie, gehackt
2 Tilapiafilets, je 180 g
1 TL Kokosöl
2 mittelgroße Süßkartoffeln, geschält und gewürfelt
1 EL Butter
60 ml Kokosmilch
1 Prise gemahlener Zimt

Den Backofen auf 200 °C vorheizen. Ei und Mandelmilch in einem tiefen Teller verrühren. Mandelmehl, Gewürze und Petersilie in einem zweiten Teller mischen. Die Filets erst in die Eimischung legen, dann in der Mandelpanade wenden. Eine flache Auflaufform mit Öl einpinseln, die panierten Filets hineinlegen und acht bis zehn Minuten backen, bis sie leicht gebräunt sind.

Die Süßkartoffeln 20 bis 30 Minuten gar kochen. Abgießen und mit der Gabel oder dem Kartoffelstampfer zu Brei zerdrücken. Butter, Kokosmilch und Zimt unterrühren.

Cajun-Wels mit Apfel-Rüben-Mus und gebackenem Rosenkohl

Für 4 Portionen

Gebackener Rosenkohl
(siehe Rezept auf Seite 163)

Apfel-Rüben-Mus
3 mittelgroße Äpfel (oder Birnen), entkernt und gehackt
4 mittelgroße Pastinaken, geschält und gehackt
60 ml Wasser
60 ml Kokosmilch
1 Prise gemahlener Zimt
Meersalz und frisch gemahlener schwarzer Pfeffer
zum Würzen

Äpfel, Pastinaken und Wasser in einem kleinen Topf aufkochen. Nach etwa 20 Minuten sind die Pastinaken gar. Vom Herd nehmen und abgießen. Im Mixer mit Kokosmilch und Zimt pürieren. Auf kleiner Stufe noch einmal erhitzen und mit Salz und Pfeffer abschmecken.

Cajun-Wels
4 Welsfilets, je 180 g
4 EL frisch gepresster Zitronensaft
2 EL Cajungewürz

Den Backofen auf 175 °C vorheizen. Die Filets nebeneinander in eine Auflaufform legen. Mit Zitronensaft beträufeln, Cajungewürz darübergeben und sanft einklopfen und zehn bis zwölf Minuten backen, bis der Fisch leicht gebräunt ist.

Fischtacos

Für 4 Portionen
4 weiße Fischfilets à 120 g (zum Beispiel Tilapia oder Scholle)
2 Limetten
1 TL Chilipulver
1 EL Kokosöl
50 g Weißkohl, geraspelt
1 TL frischer Koriander
250 ml Chilisauce
8 große Blätter Kopfsalat

Den Fisch 15 Minuten im Saft einer Limette und Chilipulver marinieren. Das Öl in einer großen Pfanne erhitzen. Den Fisch hinzufügen und garen, bis er in der Mitte undurchsichtig weiß ist. Den gegarten Fisch zerrupfen, mit dem geraspelten Kohl mischen und in große Salatblätter füllen. Frisch gepressten Limettensaft darüber träufeln und mit Koriander und Chilisauce würzen. Zum Wrap rollen und sofort verzehren.

Thunfisch in Sesam mit Algensalat

Für 2 Portionen

Thunfisch in Sesam
2 Thunfischsteaks (je 180 g)
½ TL Meersalz
½ TL schwarzer Pfeffer, gemahlen
1 EL Sesamöl
1 TL Sesamsamen

Eine Pfanne auf mittlerer bis hoher Stufe erhitzen. Thunfisch abspülen und trocken tupfen. Mit Salz und Pfeffer würzen. Beide Seiten des Thunfischsteaks mit Sesamöl einpinseln und mit Sesamsamen bestreuen. Scharf anbraten: Zwei bis drei Minuten (rare) oder vier bis fünf Minuten (well done).

Algensalat
60 g getrocknete Wakame-Algen
80 ml Reisweinessig
1 TL Sesamöl
4 EL Sesamsamen, geröstet

Die Algen 20 bis 30 Minuten in einer Schüssel Wasser einweichen. Herausnehmen und gut ausdrücken. In dünne Streifen schneiden und in eine große Schüssel geben. In einer zweiten Schüssel Essig und Öl verrühren. Über die Algen gießen und mit Sesamsamen bestreuen. Alles gut mischen.

Kokosshrimps mit Bok Choy

Für 2 Portionen
125 ml Kokosmilch
40 g Kokosraspel
8 große Shrimps, geschält und entdarmt
1 EL Kokosöl
2 EL Sesamsamen
2 TL Olivenöl
4 EL Zwiebelwürfel
1 EL Knoblauch, fein gehackt
4 große Blätter Bok Choy, gerupft oder in Streifen geschnitten
Meersalz und frisch gemahlener schwarzer Pfeffer zum Würzen

Kokosmilch und Kokosraspel in zwei verschiedene Teller füllen. Die Shrimps erst in die Milch legen, dann sorgfältig in den Kokosraspeln wenden. Das Öl in einer kleinen Pfanne auf mittlerer bis hoher Stufe erhitzen. Die Shrimps in der Pfanne von beiden Seiten in drei bis fünf Minuten leicht anbräunen.

Eine große Pfanne ohne Fettzugabe auf mittlerer Stufe erhitzen und die Sesamsamen darin eine bis zwei Minuten leicht anrösten. In einen Teller umfüllen und beiseitestellen. Das Olivenöl in dieselbe Pfanne geben und die Zwiebeln darin glasig braten. Den Knoblauch hinzufügen und eine Minute mitbraten. Bok Choy, Salz und Pfeffer hinzugeben und auf mittlerer bis hoher Stufe drei bis fünf Minuten garen. Mit geröstetem Sesamsamen bestreuen, unterheben und zu den Shrimps servieren.

Knoblauchshrimps und Gemüse vom Grill

Für 2 Portionen

Gegrillte Knoblauchshrimps
2 Knoblauchzehen, zerdrückt
1 EL frische Rosmarinnadeln, gehackt
4 EL Olivenöl
Saft einer Zitrone
500 g Shrimps, geschält und entdarmt
Holz- oder Metallspieße (Holzspieße vor dem Verwenden
eine Viertelstunde in Wasser einweichen)

Knoblauch, Rosmarin, Olivenöl und Zitronensaft verrühren. Die Shrimps eine Stunde darin marinieren, danach auf Spieße stecken und bei 200 °C zwei Minuten von jeder Seite grillen.

Gegrilltes Gemüse
1 mittelgroße Zucchini, längs halbiert
1 mittelgroße Aubergine, längs halbiert
1 mittelgroße, gelbe Paprika, halbiert
1 EL Olivenöl, extra vergine
1 TL Meersalz

Den Grill oder eine Grillpfanne auf 175 °C erhitzen. Das vorbereitete Gemüse mit Olivenöl beträufeln und mit Salz bestreuen. Die Zucchini und die Aubergine in zehn bis zwölf Minuten grillen, bis sie leicht angebrannt sind, dabei häufig wenden. Die gelbe Paprika fünf Minuten grillen.

Gurkensushi und Wasabicreme

Für 4 Portionen

Gurkensushi
100 g geräucherter Lachs
1 Gurke

Die Gurke halbieren, das Kerngehäuse entfernen und in mundgerechte Stücke schneiden. Auf jedes Stück einen Räucherlachs-
würfel setzen.

Wasabicreme
1 Blumenkohl, in Röschen
125 ml ungesüßte Mandelmilch oder Kokosmilch
1 TL Wasabipulver
1 EL Schnittlauch, gehackt
1 EL Butter
½ TL Meersalz
gemahlener schwarzer Pfeffer zum Würzen

Den Blumenkohl in einem halben Liter Wasser in 20 bis 25 Minuten gar kochen. Mit dem Kochwasser in den Mixer oder in die
Küchenmaschine füllen und gleichmäßig zerkleinern. Die Milch
in einem kleinen Topf auf mittlerer Stufe fünf Minuten erhitzen.
Das Wasabipulver unterrühren, bis es aufgelöst ist. Die Wasabi-
milch, den Schnittlauch sowie Salz und Pfeffer zum Blumenkohl-
mus geben und gründlich unterrühren. Sofort servieren.

Snacks

Hühnersuppe

Für 4 Portionen (als Zwischenmahlzeit)
2 Hühnerbrüste ohne Haut und Knochen à 180 g,
klein geschnitten
1,5 Liter Wasser, Brühe oder Hühnerbrühe (Bio)
5 Karotten, in dicken Stücken
2 Zwiebeln, gehackt
3 Stangen Sellerie, in dicken Stücken
2 Knoblauchzehen, geschält
6 Zweige Petersilie, gehackt
6 Zweige Dill, gehackt
1 Lorbeerblatt
1 TL Meersalz
¼ TL schwarzer Pfeffer, gemahlen
4 EL Petersilie, gehackt

Alle Zutaten in einem großen Topf zum Kochen bringen. Herunterschalten und zugedeckt etwa 45 Minuten kochen. Das Lorbeerblatt vor dem Essen herausnehmen. (Die Suppe kön-

nen Sie portionsweise einfrieren; dann ist sie einen Monat haltbar.)

Hinweis: Wenn gerade Hühnerknochen zur Hand sind, gleich
mit in die Suppe geben und mit dem Gemüse und dem Fleisch
kochen. Das würzt und erhöht den Nährwert.

Datteln im Speckmantel

2 Streifen Bacon vom Schwein, halbiert
4 große Datteln, entsteint

Die Datteln mit je einem halben Streifen Bacon umwickeln, auf
ein Backblech legen und im Ofen in 20 bis 25 Minuten backen,
bis der Speck knusprig ist. Vor dem Verzehr etwas abkühlen lassen.

Krabben-Gurken-Salat

1 Salatgurke, gehackt
225 g Krabbenfleisch
1 EL Traubenkernöl
2 EL Reisweinessig
2 große Tomaten, in Scheiben

Gurkenstücke, Krabbenfleisch, Öl und Essig vermengen und auf
Tomatenscheiben anrichten.

Paleo-Dip mit Gemüse

rohes Gemüse nach Belieben
1 Blumenkohl
2 EL Olivenöl
8 EL Tahin (ca. 100 ml)
3 Knoblauchzehen, geschält
3 EL frischer Zitronensaft
Meersalz und frisch gemahlener schwarzer Pfeffer

Rohes Gemüse (zum Beispiel Kirschtomaten, Karotten, Sellerie-stangen, Paprika, Salatgurke, Zucchini oder grüne Bohnen) in Stücke schneiden. Den Blumenkohl schneiden und in einem halben Liter Wasser in circa 20 Minuten gar kochen. Zehn Minuten abkühlen lassen, dann mit Olivenöl, Tahin, Knoblauch, Zitronen-saft, Meersalz und Pfeffer in die Küchenmaschine füllen und bis zur gewünschten Konsistenz zerkleinern. Zum rohen Gemüse ser-vieren. Im Kühlschrank ist der Dip maximal eine Woche haltbar.

Pilze mit Krabbenfüllung

Für 4 Portionen
450 g Krabbenfleisch
1 großes Ei
2 EL frischer Zitronensaft
1 TL Dijonsenf
Meersalz und frisch gemahlener schwarzer Pfeffer zum Würzen
24 mittelgroße Champignons, ohne Stiele

Den Backofen auf 175 °C vorheizen. Alle Zutaten bis auf die Pilze in einer Schüssel vermengen. Die Pilze mit der Höhlung nach oben auf dem Backblech ausbreiten, mit der Krabbenmischung füllen und 20 Minuten backen.

Kalifornischer Hühnersalat

1 Hähnchenbrust (180 g), gegrillt
4 Handvoll Feldsalat, gewaschen
10 Kirschtomaten, halbiert
1 Stange Staudensellerie, in Scheiben
1 Möhre, geschält und in Scheiben
1 EL Mandeln, geröstet
¼ Avocado
1 TL Olivenöl
1 EL Balsamicoessig

Alle Salatzutaten mischen. Das Huhn mit den Gemüse und den Mandeln auf dem Salat anrichten und mit Olivenöl und Balsamico beträufeln.

Avocado-Puten-Schiffchen

½ Avocado, entsteint
½ Tomate, gehackt
60 g gegartes Putenfleisch, fein gehackt

Putenfleisch und Tomate in einer Schüssel vermischen. In die Avocadohöhlung setzen und gleich verzehren.

Paprika-Lachs-Röllchen

90 g geräucherter Alaska-Wildlachs, in dünnen Streifen
1 rote Paprika, in Streifen

Die Paprikastreifen mit Lachs umwickeln.

Rosineninvasion

2 EL Mandelmus
4 Stangen Sellerie
1 EL Rosinen

Den Sellerie mit je einem halben Esslöffel Mandelmus bestreichen und mit Rosinen bestreuen.

Mexikanischer Geflügelsalat

60 g Hühnerfleisch, auseinandergezupft
¼ Avocado, gehackt
4 EL Walnüsse
1 TL Apfelessig
Meersalz zum Abschmecken

Alle Zutaten in einer Schüssel vermengen und gleich verzehren.

Tropenpause

Für 2 Portionen
175 g Wassermelone, gewürfelt
½ Avocado, gewürfelt
1 Handvoll Palmherzen, gehackt, gewaschen und abgetropft
40 g gehobelte Mandeln
3 EL Balsamicoessig

Alle Zutaten in einer Schüssel vermengen und sofort verzehren.

Räucherlachs und Fenchel mit Dill

90 g Räucherlachs, klein geschnitten
1 mittelgroßer Fenchel, gehackt
1 Schalotte, gehackt
8 schwarze Oliven, entsteint, gehackt
½ mittelgroße Salatgurke, geschält und gehackt
1 EL Kapern, gewaschen und abgetropft
1 EL Dill, gehackt
1 TL frischer Zitronensaft

Alle Zutaten in einer Schüssel vermengen und sofort verzehren.

Gegrillte Shrimpsspieße

Für 2 Portionen
8 Shrimps, geschält und entdarmt
2 EL Olivenöl
1 EL gemahlener Kreuzkümmel
1 EL Currypulver
1 TL schwarzer Pfeffer, gemahlen
8 Kirschtomaten
½ rote Zwiebel, in großen Stücken
Holz- oder Metallspieße (Holzspieße vor dem Verwenden eine halbe Stunde in Wasser einweichen)

Die Grillpfanne vorheizen. Die Shrimps in einer Schüssel mit Olivenöl, Kreuzkümmel, Currypulver und Pfeffer vermengen.

Abwechselnd mit Kirschtomaten und Zwiebelstücken auf die Spieße stecken. Zwei bis drei Minuten pro Seite grillen, bis die Shrimps leuchtend rosa sind.

Mojito-Shrimps-Salat

180 g gegarte kleine Shrimps
½ Avocado, gewürfelt
2 TL Limettenschale, gerieben
2 EL frischer Limettensaft
2 EL Minzblätter, in feinen Streifen

Alle Zutaten in einer Schüssel vermengen und gekühlt servieren.

Shrimps Ceviche

Für 2 Portionen
10 gegarte Shrimps (etwa 150 g), in Stücken
2 EL rote Zwiebel, gehackt
1 Tomate, gewürfelt
125 ml frisch gepresster Limettensaft
125 ml frisch gepresster Zitronensaft
2 TL frischer Koriander, gehackt

Alle Zutaten vermengen, zehn Minuten ziehen lassen und servieren.

Gazpacho

Für 6 Portionen
4 Pflaumentomaten, gehäutet und gehackt
1 mittelgroße Salatgurke, geschält und gehackt
1 grüne Paprika, entkernt und gehackt
2 Frühlingszwiebeln, in Ringen
500 ml Tomatensaft (Bio)
2 EL frischer Zitronensaft
¼ TL Cayennepfeffer, gemahlen
Petersilie zum Garnieren

Alle Zutaten bis auf die Petersilie im Mixer zerkleinern. Mindestens zwei Stunden oder über Nacht in den Kühlschrank stellen. Vor dem Verzehr mit frischer Petersilie bestreuen.

Lachssalat

1 Dose Alaska-Wildlachs (180 g), abgetropft
½ Tomate, gewürfelt
½ rote Zwiebel, gewürfelt
1 TL Olivenöl
2 TL Weißwein-Balsamico
Knoblauchsalz und frisch gemahlener schwarzer Pfeffer zum Würzen

Alle Zutaten in einer Schüssel vermengen und sofort verzehren.

Thunfischsalat

1 Dose Thunfisch (180 g), abgetropft
1 kleine Stange Sellerie, gewürfelt
1 EL Olivenöl
1 EL Apfelessig
1 EL Petersilie, gehackt
1 Tomate, in dünnen Scheiben

Alle Zutaten bis auf die Tomate vermengen. Auf den Tomatenscheiben anrichten.

Putensandwich mit Paprika

1 Paprika (rot, orange oder gelb)
2 EL Senf oder Guacamole
125 g Putenbraten, in Scheiben

Die Paprika halbieren und entkernen. Jede Hälfte mit einem Esslöffel Senf oder Guacamole bestreichen. Den Putenbraten auf beide Hälften verteilen und sofort verzehren.

Guacamole-Eier

2 große Eier, hart gekocht
Saft von 1 Limette
1 TL frischer Koriander, gehackt
⅛ TL Cayennepfeffer
½ Avocado

Die gekochten Eier längs halbieren. Das Eigelb entnehmen und in einer kleinen Schüssel mit einer Gabel mit Limettensaft, Koriander und Cayennepfeffer vermengen. Die Avocado halbieren und den Kern entfernen. Das Fruchtfleisch herauslöffeln und mit der Eigelbmasse vermengen. Die Eier damit füllen und sofort servieren. Luftdicht verschlossen halten sich die Guacamole-Eier im Kühlschrank maximal 48 Stunden.

Apfelchips

3 Äpfel, in dünnen Schnitzen
1 EL gemahlener Zimt

Den Backofen auf 135 °C vorheizen. Ein Backblech mit Backpapier auslegen. Die Apfelschnitze darauf verteilen, mit Zimt bestreuen und in anderthalb bis zwei Stunden knusprig backen, dabei nach einer Stunde wenden. Vor dem Verzehr abkühlen lassen. Apfelchips schmecken am Tag der Zubereitung am allerbesten. Luftdicht verschlossen sind sie maximal eine Woche haltbar.

Studentenfutter

Für etwa 500 Gramm
60 g Mandeln
4 EL getrocknete Cranberrys
4 EL Sonnenblumenkerne
4 EL Kürbiskerne
60 g Cashewkerne
4 EL Rosinen

Alle Zutaten in einen großen Gefrierbeutel füllen und gründlich schütteln. Am besten im Kühlschrank lagern. Die Menge reicht für vier Portionen (je eine Handvoll).

Endivienschiffchen mit Huhn

2 Handvoll gegartes Hühnerfleisch (Reste, in Stückchen)
10 Kirschtomaten, in Scheiben
½ rote Zwiebel, gewürfelt
5 große Blätter Endiviensalat
Meersalz und frisch gemahlener schwarzer Pfeffer
zum Abschmecken

Alle Zutaten auf die Endivienblätter verteilen und nach Belieben mit Salz und Pfeffer würzen.

Avocado-Puten-Röllchen

3 Scheiben Putenbraten
¼ Avocado, gewürfelt

Die Bratenscheiben jeweils mit Avocado belegen und zusammenrollen.

Kokos-Proteinriegel

Für 3 Portionen
125 ml Wheyprotein-Pulver, Vanille
4 EL Kokosmehl
4 EL Kokosraspel
4 EL Kokosmilch
30 g Bitterschokolade, geschmolzen

Proteinpulver, Kokosmehl und Kokosraspel verrühren. Die Kokosmilch langsam hinzugießen und zum Teig verarbeiten. (Wenn die Mischung zu flüssig wird, mehr Kokosmehl zufügen.) Sobald die gewünschte Konsistenz erreicht ist, drei Riegel aus der Mischung formen. Die Schokolade im Wasserbad schmelzen. Die Riegel in die Schokolade tunken und 30 Minuten kalt stellen. Luftdicht verschlossen im Kühlschrank lagern.

Mandel-Proteinriegel

Für 3 Portionen
125 ml Wheyprotein-Pulver, Schokolade
4 EL Mandelmehl
4 EL Kokosmehl
30 g Bitterschokolade, geschmolzen
4 EL Kokosmilch

Proteinpulver, Kokosmehl und Mandelmehl verrühren. Die Kokos-milch langsam hinzugießen und zum Teig verarbeiten. (Wenn die Mischung zu flüssig wird, mehr Kokosmehl und Mandelmehl zu-fügen.) Sobald die gewünschte Konsistenz erreicht ist, die Mischung zu drei Riegeln formen. Die Schokolade im Wasserbad schmelzen. Die Riegel in die Schokolade tunken und 30 Minuten kalt stellen. Bis zum Verzehr luftdicht verschlossen im Kühlschrank lagern.

Paleo-Fruchtriegel

Für 16 Stück
360 g Datteln, entsteint
130 g Mandeln, Cashewkerne oder Pekannüsse
200 g getrocknete Cranberrys

Alle Zutaten in der Küchenmaschine gründlich zerkleinern. In eine Form von 20 x 20 Zentimeter füllen und fest andrücken. Im Kühlschrank fest werden lassen, in Stücke schneiden und bis zum Verzehr luftdicht verschlossen im Kühlschrank lagern.

ANHANG

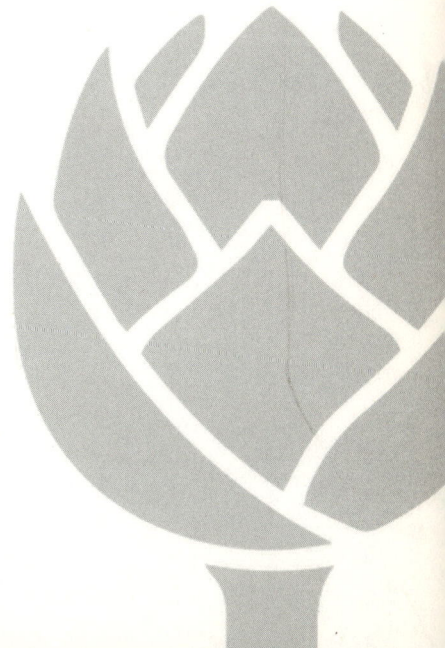

Einkaufstipps

Körperpflege und Hygiene

Kaufen Sie bevorzugt schadstofffreie Körperpflegeprodukte, Hygieneartikel, aber auch bei Waschmittel und Haushaltsreiniger bevorzugt auf biologischer Basis. Auch für Kosmetika gibt es teils nationale, teils internationale Bio- und Umweltsiegel, auf die man sich verlassen kann. Informieren Sie sich in den einschlägigen Medien und direkt beim Hersteller über die jeweiligen Qualitätskriterien und Inhaltsstoffe.

Lebens- und Ergänzungsmittel

Biosiegel

Die wichtigsten Vorgaben für derzeit aktuelle Biosiegel – vom EU-Biosiegel über das Deutsche Biosiegel bis hin zu den Verbänden wie Demeter, Bioland, Naturland, Biopark und Ecovin sowie den Biosiegeln der Supermärkte – sind auf der Seite barcoo sehr übersichtlich aufgeführt.

www.barcoo.com/ratgeber/bio-siegel

Foodwatch e.V.

Unabhängiger gemeinnütziger Verein mit Sitz in Berlin. Auf der Webseite finden sich Warnhinweise zu gefährlichen Produkten (darunter auch Herstellerrückrufe), Informationen zu Kampagnen, aber auch Videos, Fotostrecken, Buchempfehlungen, Filmtipps und vieles mehr.

www.foodwatch.org.de

Greenpeace

Greenpeace kämpft seit Jahrzehnten gegen die Zerstörung und Ausbeutung der Natur. Aktuell (2015) laufen beispielsweise Kampagnen gegen Chemie in Textilien, Gentechnik im Tierfutter, Überfischung und Walfang, aber auch zum Schutz der Bienen und des Klimas.

www.greenpeace.de

Produktempfehlungen

Kostenlose App zum Scannen der Barcodes: Barcode & QR Scanner barcoo

Mehr Informationen auf der Seite des VLOG e.V. (Verband Lebensmittel ohne Gentechnik):

www.ohnegentechnik.org/metamenu/presse/pressearchiv/ohne-gentechnik-informationen-per-barcode-scan/

Oder direkt auf der Barcoo-Seite:

www.barcoo.com

Ratgeber »Essen ohne Gentechnik«

Mit »grüner Liste« für Produkte der großen Supermarktketten. Wird regelmäßig aktualisiert. Bestellen oder als kostenloses PDF herunterladen über:

www.greenpeace.de/themen/landwirtschaft/gentechnik/wegweiser-durchs-supermarktregal

Kochbuch der Stiftung Warentest

Stiftung Warentest 2014: »Gutes Essen – Lebensmittel selber machen«. Im Webshop als Buch bestellen oder als (kostenpflichtiges) PDF herunterladen.

www.test.de/shop/essen-trinken/gutes-essen-lebensmittel-selber-machen-sp0373/

Danksagung

Ich bedanke mich von ganzem Herzen bei:

Celeste Fine, die mich auf ihre leidenschaftliche und immer wieder überraschende Art angespornt hat. Die tausend Schritte, die wir auf diesem Weg gemeinsam gegangen sind, machen mich demütig. Du hattest immer nur mein Bestes im Sinn und hast Möglichkeiten in mir entdeckt, von denen ich selbst nicht die geringste Ahnung hatte. Ich danke der glücklichen Vorsehung, dass du Teil meines Lebens bist.

Dem Gallery Books Team: Jeremie Ruby Strauss hat dieses Buchprojekt ins Leben gerufen und mir geholfen, mir diesen Traum zu erfüllen – trotz meines manchmal anzüglichen Humors. Emilia Pisani danke ich für das kluge Lektorat. Philip Bashe bewies als Redakteur besonderen Sinn fürs Detail. Kristin Dwyer hat die Veröffentlichung großartig über die Bühne gebracht, und Lisa Litwack entwarf ein hinreißendes Cover. Ich bin so stolz auf das, was wir gemeinsam geschafft haben.

Harriet Bell danke ich für ihre klare Führung.

Sabrina Sarabella, meine hinreißende Praktikantin, half mir beim Zusammentragen von Forschungsergebnissen und Rezepten.

Meine lieben Kollegen haben mich großzügig mit Informationen versorgt und mich beständig unterstützt, ermutigt und inspiriert. Ich danke Jade Teta, Jill Coleman, Charles Poliquin, Mark Houston, Jillian Sarno Teta, Jeannette Bessinger, Kaayla Daniel, Jeffrey Smith, Jonny Bowden, JJ Virgin, Mark Diaz, Debra Duby, Jason Boehm, Mark Schauss, David Zyla, Paula Owens, Deanna Minich und Dan Katz.

Die Mitarbeiter der Saugatuck Craft Butchery haben freundlicherweise mein Wissen über Fleisch von Weidetieren vervollständigt.

Nicole Paul, Brian Delaney, Sandi Silk und Melanie De Greling, Kathryn Herrington, Judy Weiss, Jody Greenspan, Michele Blumberg und Judy Bowman: Ich liebe euch wie verrückt und danke euch von ganzem Herzen für all die Jahre tiefer, ehrlicher Freundschaft. Dank auch an die Connecticut Whores: Dina Rutig, Caroline Covert, Karen Buchichio, Michele Olbrys und Brian Bucchichio.

Andrea Davis und Jen Siegel. Ich liebe euch und bin so dankbar, dass ihr mein Leben mit Liebe, Lachen, Spaß und gesundem Menschenverstand bereichert.

Eileen, Lina, Lynda und Nora: Danke, dass ihr eure ganz persönlichen Geschichten darüber, wie das Leben nach der Umstellung auf Paleo-Ernährung weiterging, so selbstlos geteilt habt. Ich weiß eure Freundlichkeit und Großzügigkeit sehr zu schätzen.

Ich danke allen Lesern, Angehörigen und Freunden, die meine Bücher unterstützen und weiterempfehlen. Eure Unterstützung und eure virales Marketing sind eine Triebfeder für meine Arbeit.

Und natürlich bin ich meinem Team zu Hause, Jeremy und Benjamin, zu größtem Dank verpflichtet. Ohne eure Liebe und

Unterstützung wäre ich nicht da, wo ich heute bin. Und Ben, ich liebe es über alle Maßen, wie du immer zu mir sagst, dass ich eines Tages berühmt sein werde.

Bibliographie

Abboud, Leila: »Expect a Food Fight as U.S. Sets to Revise Diet Guidelines.«
Wall Street Journal, August 8, 2003, B1.

Agrawal, R., und F. Gomez-Pinilla: »›Metabolic Syndrome‹ in the Brain:
Deficiency in Omega-3 Fatty Acid Exacerbates Dysfunctions in Insu-
lin Receptor Signalling and Cognition.« *Journal of Physiology* 590, pt. 10
(May 1, 2012): 2485–99.

Alleva, E., und J. Brock: »Statement from the Work Session on Environmental Endocrine-Disrupting Chemicals: Neural, Endocrine, and Behavio-
ral Effects: The Problem.« *Toxicology and Industrial Health* 14, nos. 1–2
(January 1998): 1–8.

Allsop, K. A., und J. B. Miller: »Honey Revisited: A Reappraisal of Honey
in Preindustrial Diets.« *British Journal of Nutrition* 75, no. 4 (April 1996):
513–20.

Aris, A., und S. Leblanc: »Maternal and Fetal Exposure to Pesticides Associated to Genetically Modified Foods in Eastern Townships of Quebec,
Canada.« *Reproductive Toxicology* 31 (2011): 528–33.

Avena, N. M., P. Rada und B. G. Hoebel: »Sugar and Fat Bingeing Have
Notable Differences in Addictive-like Behavior.« *Journal of Nutrition* 139,
no. 3 (March 2009): 623–28.

Baillie-Hamilton, P. F.: »Chemical Toxins: A Hypothesis to Explain the Glo-
bal Obesity Epidemic.« *Journal of Alternative and Complementary Medicine* 8, no. 2 (April 2002): 185–92.

Benson, J.: »›Monsanto Protection Act‹ to Grant Biotech Industry Total Im-
munity over GM Crops?« *Natural News*, Sunday, July 15, 2012.

Berry, I.: »Syngenta Settles Weedkiller Lawsuit.« *Wall Street Journal*, 25. Mai 2012.

Burns, C.M.: »Higher Serum Glucose Levels are Associated with Cerebral Hypometabolism in Alzheimer Regions.« *Neurology*, 2013 April 23; 80(17): 1557–64.

Broussard, J. L., D. A. Ehrmann, E. Van Cauter, E. Tasali und M. J. Brady: »Impaired Insulin Signaling in Human Adipocytes After Experimental Sleep Restriction: A Randomized, Crossover Study.« *Annals of Internal Medicine* 157, no. 8 (October 16, 2012): 549–57.

Carman, J., et al.: »A Long-Term Toxicology Study on Pigs Fed a Combined Genetically Modified (GM) Soy and GM Maize Diet!« *Journal of Organic Systems* 8(1)(2013).

Centers for Disease Control and Prevention. »Fourth National Report on Human Exposure to Environmental Chemicals.« NCeH Publication No. 03-0022. Atlanta: Centers for Disease Control.

Dadd, Debra Lynn: *Home Safe Home: Protecting Yourself and Your Family from Everyday Toxics and Harmful Household Products.* New York: Jeremy P. Tarcher/Putnam, 1997.

DeGrassi, A.: »Genetically Modified Crops and Sustainable Poverty Alleviation in Sub-Saharan Africa: An Assessment of Current Evidence.« Third World Network–Africa, June 2003.

Dhiman, T. R., G. R. Anand, L. D. Satter und M. W. Pariza: »Conjugated Linoleic Acid Content of Milk from Cows Fed Different Diets.« *Journal of Dairy Science* 82, no. 10 (October 1999): 2146–56.

Dolecek, T. A., und G. Granditis: »Dietary Polyunsaturated Fatty Acids and Mortality in the Multiple Risk Factor Intervention Trial (MrFIT).« *World Review of Nutrition and Dietetics* 66 (1991): 205–16.

Duckett, S. K., D. G. Wagner, L. D. Yates, H. G. Dolezal und S. G. May: »Effects of Time on Feed on Beef Nutrient Composition.« *Journal of Animal Science* 71, no. 8 (August 1993): 2079–88.

Duckett, S. K., J. P. Neel, J. P. Fontenot und W. M. Clapham: »Effects of Winter Stocker Growth Rate and Finishing System on: III. Tissue Proximate, Fatty Acid, Vitamin and Cholesterol Content.« *Journal of Animal Science* 87, no. 9 (September 2009): 2961–70.

Facing Finance. Berlin. Artikel von barbara / earthlink (Praktikantin). Die

Welt wehrt sich gegen Monsanto. Facing Finance, Berlin, 22. Oktober 2013. http://www.facing-finance.org/de/2013/10/rage-against-monsanto/ (Zugriff: 19.01.2015)

Fallon, Sally, und Mary Enig: *Nourishing Traditions: The Cookbook that Challenges Politically Correct Nutrition and the Diet Dictocrats.* Washington, DC: Newtrends Publishing, Inc.; Revised and Updated 2nd edition, October 1, 1999.

Farnsworth, E., N. D. Luscombe, M. Noakes, G. Wittert, E. Argyiou und P. M. Clifton: »Effect of a High-Protein, Energy-Restricted Diet on Body Composition, Glycemic Control, and Lipid Concentrations in Overweight and Obese Hyperinsulinemic Men and Women.« *American Journal of Clinical Nutrition* 78, no. 1 (July 2003): 31–39.

Forsythe, C. E., S. D. Phinney, M. L. Fernandez, E. E. Quann, R. J. Wood, D. M. Bibus, W. J. Kraemer et al.: »Comparison of Low Fat and Low Carbohydrate Diets on Circulating Fatty Acid Composition and Markers of Inflammation.« *Lipids* 43, no. 1 (January 2008): 65–77

Foster, G. D., H. R. Wyatt, J. O. Hill, B. G. McGuckin, C. Brill, B. S. Mohammed, P. O. Szapary et al.: »A Randomized Trial of a Low-Carbohydrate Diet for Obesity.« *New England Journal of Medicine* 348, no. 21 (May 22, 2003): 2082–90.

Gathura, G.: »GM Technology Fails Local Potatoes.« *The Daily Nation* (Kenya), 29. January 2004.

Gavaler, J. S.: »Alcoholic Beverages as a Source of Estrogens.« *Alcohol Health & Research World* 22, no. 3 (1998): 220–27.

Gibson, S. A., C. McFarlan, S. Hay und G. T. Macfarlane: »Aignificance of Microflora in Proteolysis in the Colon.« *Applied and Environmental Microbiology* 55, no. 3 (March 1989): 679–83.

Gorski, Barbara l.: »Pastured Poultry Products.« Sustainable Agriculture Research & Education. (1999). http://mysare.sare.org/mysare/assocfiles/915436Final.pdf.

Holtcamp, W.: »Obesogens: An Environmental Link to Obesity.« *Environmental Health Perspectives* 120, no. 2 (February 2012): a62–a68.

Ho, Mae-Wan: »GM Ban Long Overdue: Dozens Ill & Five Deaths in the Philippines.« Institute of Science in Society press release (June 2, 2006). www.isis.org.uk/GMBanlongoverdue.php.

Ho, Mae-Wan, und Sam Burcher: »Cows Ate GM Maize & Died.« Institute of Science in Society press release (January 13, 2004). www.isis.org. uk/CaGMMaD.php.

Hovinga, M. E., M. Sowers und H. E. Humphrey: »Environmental Exposure and Lifestyle Predictors of Lead, Cadmium, PCB, and DDT Levels in Great Lakes Fish Eaters.« *Archives of Environmental Health* 48, no. 2 (April–May 1993): 98–104.

Hyman, M.: »Systems Biology, Toxins, Obesity, and Functional Medicine.« *Alternative Therapies in Health and Medicine* 13, no. 2 (March-April 2007): s134–s139.

Imbeault, P., A. Tremblay, J. A. Simoneau und D. R. Joanisse: »Weight loss– Induced Rise in Plasma Pollutant Is Associated with Reduced Skeletal Muscle Oxidative Capacity.« *American Journal of Physiology – Endocrinology and Metabolism* 282, no. 3 (March 2002): e574–e579.

Ip, C., J. A. Scimeca und H. J. Thompson: »Conjugated Linoleic Acid: A Powerful Anticarcinogen from Animal Fat Sources.« *Cancer* 74, supplement 3 (August 1994): 1050–54.

Klentzeris, L. D., J. N. Bulmer, T. C. Li, L. Morrison, A. Warren und I. D. Cooke: »Lectin Binding of Endometrium in Women with Unexplained Infertility.« *Fertility and Sterility* 56, no. 4 (October 1991): 660–67.

Knight, E. L., M. J. Stampfer, S. E. Hankinson, D. Spiegelman, und G. C. Curhan: »The Impact of Protein Intake on Renal Function Decline in Women with Normal Renal Function or Mild Renal Insufficiency.« *Annals of Internal Medicine* 138, no. 6 (March 18, 2003): 460–67.

Layman, D. K., R. A. Boileau, D. J. Erickson, J. E. Painter, H. Shiue, C. Sather und D. D. Christou: »A Reduced Ratio of Carbohydrate to Protein Improves Body Composition and Blood Lipid Profiles During Weight Loss in Adult Women.« *Journal of Nutrition* 133, no. 2 (February 1, 2003): 411–17.

Layman, D. K., E. Evans, J. I. Baum, J. Seyler, D. J. Erickson und R. A. Boileau: »Dietary Protein and Exercise Have Additive Effects on Body Composition During Weight Loss in Adult Women.« *Journal of Nutrition* 135, no. 8 (August 1, 2005): 1903–10.

Leidy, H. J., R. J. Lepping, C. R. Savage und C. T. Harris: »Neural Responses to Visual Food Stimuli After a Normal Vs. Higher Protein Breakfast in

Breakfast-Skipping Teens: A Pilot fMrI Study.« *Obesity* 19, no. 10 (October 2011): 2019–25.

Leidy, H. J., M. Tang, C. L. Armstrong, C. B. Martin und W. W. Campbell: »The Effects of Consuming Frequent, Higher Protein Meals on Appetite and Satiety During Weight Loss in Overweight/Obese Men.« *Obesity* 19, no. 4 (April 1, 2011): 818–24.

Lobo, V., et al.: »Free Radicals, Antioxidants and Functional Foods: Impact on Human Health.« *The Pharmacogenomics Journal* 4, no. 8 (July–Dec 2010): 118–126.

Lopez-Bote, C. J., R. Sanz Arias, A. I. Rey, A. Castano, B. Isabel und J. Thos: »Effect of Free-Range Feeding on Omega-3 Fatty Acid and Alpha-Tocopherol Content and Oxidative Stability of Eggs.« *Animal Feed Science and Technology* 72, no. 1 (May 1998): 33–40.

Lotan, R., und A. Raz: »Lectins in Cancer Cells.« *Annals of the New York Academy of Sciences* 551 (December 1988): 385–96; discussion, 396–98.

Macfarlane, G. T., C. Allison, S. A. Gibson, and J. H. Cummings. »Contribution of the Microflora to Proteolysis in the Human Large Intestine.« *Journal of Applied Microbiology* 64, no. 1 (January 1988): 37–46.

McAfee, A. J., E. M. McSorley, G. J. Cuskelly, A. M. Fearon, B. W. Moss, J. A. Beattie, J. M. Wallace et al.: »Red Meat from Animals Offered a Grass Diet Increases Plasma and Platelet n-3 PUFA in Healthy Consumers.« *British Journal of Nutrition* 105, no. 1 (January 2011): 80–89.

Mortality in Sheep Flocks After Grazing on Bt Cotton Fields—Warangal District, Andhra Pradesh: Report of the Preliminary Assessment (April 2006). http://gmwatch.org/latest-listing/1-news-items/6416-mortality-in-sheep-flocks-after-grazing-on-bt-cotton-fields-warangal-district-andhra-pradesh-2942006%GM-Watch.

»Monsanto's Showcase Project in Africa Fails.« *New Scientist*, vol. 181, no. 2433, February 7, 2004.

Moreira, P. I.: »High-Sugar Diets, Type 2 Diabetes and Alzheimer's Disease.« *Current Opinion in Clinical Nutrition & Metabolic Care,* no. 16(4)(July 2013): 440–5.

Mousa, N. A., R. Eiada, P. Crystal, D. Nayot und R. F. Casper: »The effect of Acute Aromatase Inhibition on Breast Parenchymal Enhancement in Magnetic Resonance Imaging: A Prospective Pilot Clinical Trial.« *Menopause* 19, no. 4 (April 2012): 420–25.

Nedeltcheva, A. V., J. M. Kilkus, J. Imperial, D. A. Schoeller und P. D. Penev. »Insufficient Sleep Undermines Dietary Efforts to Reduce Adiposity.« *Annals of Internal Medicine* 153, no. 7 (October 5, 2010): 435–41.

Oski, Frank A., MD: *Don't Drink Your Milk! New Frightening Medical Facts About the World's Most Overrated Nutrient.* Ringgold, Ga: TEACH services, 1992.

Parker, B., M. Noakes, N. Luscombe und P. Clifton: »Effect of a High-Protein, High-Monounsaturated Fat Weight Loss Diet on Glycemic Control and Lipid Levels in Type 2 Diabetes.« *Diabetes Care* 25 (March 2002): 425–30.

Pearson, A. M., und T. R. Dutson, eds: *Growth Regulation in Farm Animals. Advances in Meat Research.* London: Elsevier Science Publishers Ltd, 1991, vol. 7.

Perkin, M. R.: »Unpasteurized Milk: Health or Hazard?« *Clinical & Experimental Allergy* 37, no. 5 (May 2007): 627–30.

Perkin, M. R., und D. P. Strachan: »Which Aspects of the Farming Lifestyle Explain the Inverse Association with Childhood Allergy?« *Journal of Allergy and Clinical Immunology* 117, no. 6 (June 2006): 1374–81.

Pettifor, J. M., H. Stein, A. Herman, F. P. Ross, T. Blumenfeld und G. P. Moodley: »Mineral Homeostasis in Very Low Birth Weight Infants Fed Either Own Mother's Milk or Pooled Pasteurized Preterm Milk.« *Journal of Pediatric Gastroenterology and Nutrition* 5, no. 2 (March–April 1986): 248–53.

Ponte, P. I., S. P. Alves, R. J. Bessa, l. M. Ferreira, L. T. Gama, J. L. Brás, C. M. Fontes et al.: »Influence of Pasture Intake on the Fatty Acid Composition and Cholesterol, Tocopherols, and Tocotrienols Content in Meat from Free-Range Broilers.« *Poultry Science* 87, no. 1 (January 2008): 80–88.

Ponte, P. I., J. A. Prates, J. P. Crespo, D. G. Crespo, J. L. Maorão, S. P. Alves, R. J. Bessa et al.: »Restricting the Intake of a Cereal-Based Feed in Free Range-Pastured Poultry: Effects on Performance and Meat Quality.« *Poultry Science* 87, no. 10 (October 2008): 2032–42.

Prentice, R. L., B. Caan, R. T. Chlebowski, R. Patterson, L. H. Kuller, J. K. Ockene, K. L. Margolis et al.: »Low-Fat Dietary Pattern and Risk of Invasive Breast Cancer: The Women's Health Initiative Randomized Controlled Dietary Modification Trial.« *Journal of the American Medical Association* 295, no. 6 (February 8, 2006): 629–42.

Ratliff, J., J. O. Leite, R. de Ogburn, M. J. Puglisi, J. VanHeest und M. I. Fernandez: »Consuming Eggs for Breakfast Influences Plasma Glucose and Ghrelin, While Reducing Energy Intake During the Next 24 Hours in Adult Men.« *Nutrition Research* 30, no. 2 (February 2010): 96–103.

Pusztai, A. : »Can Science Give Us the Tools for Recognizing Possible Health Risks of GM Food?« *Nutrition and Health* 16, no. 2 (2002): 73–84.

Report of the Panel on Macronutrients, Subcommittees on Upper Reference Levels of Nutrients and Interpretation and Uses of Dietary Reference Intakes, and the Standing Committee on the Scientific Evaluation of Dietary Reference Intakes, Dietary Reference Intakes for Energy, Carbohydrate, Fat, Fatty Acids, Cholesterol, Protein, and Amino Acids (Macronutrients). National Academies Press (2005).

Riedler, J., C. Braun-Fahrländer, W. Eder, M. Schreuer, M. Waser, S. Maisch, D. Carr et al.: »Exposure to Farming in Early Life and Development of Asthma and Allergy: A Cross-Sectional Survey.« *Lancet* 358, no. 9288 (October 6, 2001): 1129–33.

Robinson, Jo: *Pasture Perfect: How You Can Benefit from Choosing Meat, Eggs, and Dairy Products from Grass-Fed Animals.* Vashon, Wa: Vashon Island Press, 2004.

Santos, F. L., et al.: »Systematic Review and Meta-Analysis of Clinical Trials of the Effects of Low Carbohydrate Diets on Cardiovascular Risk Factors.« *Obesity Review* 13(11) (November 2012): 1048–66.

St-Onge, M. P., A. Mcreynolds, Z. B. Trivedi, A. L. Roberts, M. Sy und J. Hirsch: »Sleep Restriction Leads to Increased Activation of Brain Regions Sensitive to Food Stimuli.« *American Journal of Clinical Nutrition* 95, no. 4 (April 2012): 818–24.

Shai, I., D. Schwarzfuchs, Y. Henkin, D. R. Shahar, S. Witkow, I. Greenberg, R. Golan et al.: »Weight Loss with a Low-Carbohydrate, Mediterranean, or Low-Fat Diet.« *New England Journal of Medicine* 359, no. 3 (July 17, 2008): 229–41.

Shoemaker, R. C., and D. E. House: »A Time-Series Study of Sick Building Syndrome: Chronic, Biotoxin-Associated Illness from Exposure to Water-Damaged Buildings.« *Neurotoxicology and Teratology* 27, no. 1 (January–February 2005): 29–46.

Siri-Tarino, P. W., Q. Sun, F. B. Hu, and R. M. Krauss: »Saturated Fat,

Carbohydrate, and Cardiovascular Disease.« *American Journal of Clinical Nutrition* 91, no. 3 (March 2010): 502–9.

Skov, A. R., S. Toubro, J. Bülow, K. Krabbe, H. H. Parving und A. Astrup: »Changes in Renal Function During Weight Loss Induced by High Vs. Low-Protein Low-Fat Diets in Overweight Subjects.« *International Journal of Obesity* 23, no. 11 (November 1999): 1170–77.

Skov, A. R., S. Toubro, B. Ronn, L. Holm und A. Astrup: »Randomized Trial on Protein Versus Carbohydrate in Ad Libitum Fat Reduced Diet for the Treatment of Obesity.« *International Journal of Obesity* 23, no. 5 (May 1999): 528–36.

Smith, Jeffrey M.: *Genetic Roulette: The Documented Health Risks of Genetically Engineered Foods.* Fairfield, IA: Yes! Books, 2007.

Stanley, W. C., E. R. Dabkowski, R. F. Ribeiro Jr. und K. A. O'Connell: »Dietary Fat and Heart Failure: Moving from Lipotoxicity to Lipoprotection.« *Circulation Research* 110, no. 5 (March 2, 2012): 764–76.

Stein, H., D. Cohen, A. A. Herman, J. Rissick, U. Ellis, K. Bolton, J. Pettifor et al.: »Pooled Pasteurized Breast Milk and Untreated Own Mother's Milk in the Feeding of Very Low Birth Weight Babies: A Randomized Controlled Trial.« *Journal of Pediatric Gastroenterology and Nutrition* 5, no. 2 (March–April 1986): 242–47.

Stellman, S. D., M. Djordjevic, J. Muscat, M. Citron, A. White, M. Kemeny und E. Busch: »Adipose and Serum Levels of Organochlorinated Pesticides and PCB Residues in Long Island Women: Association with Age and Body Mass« (SER abstract). *American Journal of Epidemiology* S21 (1997): 81.

Trankina, M. L., D. C. Beitz und A. H. Trenkle: »Effects of In Vitro Ronnel on Metabolic Activity in Subcutaneous Adipose Tissue and Skeletal Muscle from Steers.« *Journal of Animal Science* 60, no. 3 (March 1985): 652–58.

Tremblay, A., C. Pelletier, E. Doucet, and P. Imbeault: »Thermogenesis and Weight Loss in Obese Individuals: A Primary Association with Organochlorine Pollution.« *International Journal of Obesity* 28, no. 7 (July 2004): 936–39.

U.S. Department of Agriculture, U.S. Department of Health and Human Services: *Dietary Guidelines for Americans 2010,* 7th edition, U.S. Government Printing Office (December 2010). Zugriff 7. September 2011.

U.S. Department of Agriculture and U.S. Department of Health and Human Services: *Report of the Dietary Guidelines Advisory Committee on the Dietary Guidelines for Americans, 2010.* (June 15, 2010); verfügbar über: http://www.cnpp.usda.gov/DGas2010-DGaCreport.htm.

United States Tariff Commission: *Synthetic Organic Chemicals.* U.S. Government Printing Office [diverse Dokumente], 1918–94.

Vázquez, R. I., et al.: »Bacillus Thuringiensis Cry1Ac Protoxin Is a Potent Systemic and Mucosal Adjuvant.« *Scandinavian Journal of Immunology* 49 (1999): 578–84.

Volek, J. S., M. l. Fernandez, R. D. Feinman und S. D. Phinney: »Dietary Carbohydrate Restriction Induces a Unique Metabolic State Positively Affecting Atherogenic Dyslipidemia, Fatty Acid Partitioning, and Metabolic Syndrome.« *Progress in Lipid Research* 47, no. 5 (September 2008): 307–18.

Volek, J. S., M. J. Sharman, D. M. Love, N. G. Avery, A. L. Gómez, T. P. Scheett und W. J. Kraemer: »Body Composition and Hormonal Responses to a Carbohydrate-Restricted Diet.« *Metabolism* 51, no. 7 (July 2002): 864–70.

Wolk, A., et al.: »A Prospective Study of Association of Monounsaturated Fat and Other Types of Fat with Risk of Breast Cancer.« *Archives of Internal Medicine* 158, no. 1 (Jan 12, 1998): 41–5.

Yamagishi, K., et al.: »Dietary Intake of Saturated Fatty Acids and Mortality from Cardiovascular Disease in Japanese: The Japan Collaborative Cohort Study for Evaluation of Cancer Risk (JaCC) Study.« *American Journal of Clinical Nutrition* 92, no. 4 (October 2010): 759–65.

Yamagishi, S. I., D. Edelstein, X. L. Du, Y. Kaneda, M. Guzmán und M. Brownlee: »Leptin Induces Mitochondrial Superoxide Production and Monocyte Chemoattractant Protein-1 Expression in Aortic Endothelial Cells by Increasing Fatty Acid Oxidation via Protein Kinase A.« *Journal of Biological Chemistry* 276, no. 27 (July 6, 2001): 25,096–100.

Yen, J. T., J. A. Nienaber, W. G. Pond und V. H. Varel: »Effect of Carbadox on Growth, Fasting Metabolism, Thryroid Function and Gastrointestinal Tract in Young Pigs.« Journal of Nutrition 115, no. 8 (August 1985): 970–79.

Zeisel, S. H, K. A. da Costa: »Choline: An Essential Nutrient for Public Health.« Nutrition Reviews 67, no. 11 (November 2009): 615–23.

Rezeptverzeichnis

Register